CAPVERN

ET

SES DEUX SOURCES

CONSIDÉRATIONS

SUR

LA GOUTTE - & LE DIABÈTE

Par le Dr SANCERY

Médecin-consultant à Capvern-les-Bains.

> Il est nécessaire aussi de connaître la
> qualité des Eaux qui, si elles diffèrent
> par la saveur et par le poids, ne diffè-
> rent pas moins par leurs propriétés.
> (HIPPOCRATE. — *Des airs, des eaux*, etc.)

▷★◁

BAGNÈRES-DE-BIGORRE

IMPRIMERIE & LIBRAIRIE LÉON PERÉ

Place de Strasbourg, 7

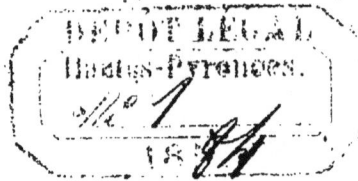

CAPVERN

ET

SES DEUX SOURCES

CAPVERN

ET

SES DEUX SOURCES

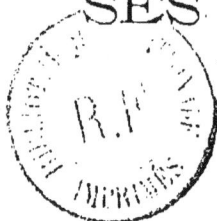

CONSIDÉRATIONS

SUR

LA GOUTTE & LE DIABÈTE

Par le Dr SANCERY

Médecin-consultant à Capvern-les-Bains.

Il est nécessaire aussi de connaître la
qualité des Eaux qui, si elles diffèrent
par la saveur et par le poids, ne diffèrent pas moins par leurs propriétés.

(HIPPOCRATE. — *Des airs, des eaux*, etc.)

▷ ✴ ◁

BAGNÈRES-DE-BIGORRE

IMPRIMERIE & LIBRAIRIE LÉON PÉRÉ

Place de Strasbourg, 7

AVANT-PROPOS

—⁓—

La petite localité de Capvern, dans le département des Hautes-Pyrénées, paraît, depuis quelques années, sortir de l'oubli où elle était à peu près restée jusqu'alors. La multiplicité des succès obtenus par le moyen de ces eaux chez beaucoup de malades du sud-ouest de la France, succès incontestés et, dans quelques cas, vraiment merveilleux, ont attiré l'attention des médecins des départements de la zone pyrénéenne. Des praticiens distingués de Bordeaux, Toulouse, Pau, Bayonne, Tarbes, Narbonne, etc., envoient, notamment depuis quelques années, une plus grande quantité de leurs clients à Capvern, et, frappés des résultats favorables produits chez ces derniers par ce séjour thermal, quelques-uns de ces médecins se sont décidés à y accourir eux-mêmes.

L'Espagne, le centre de la France et Paris même commencent à y envoyer des malades toujours de plus en plus nombreux.

C'est ainsi que nous avons été appelé, pour nous-
même, et pour des membres de notre famille, à
user de l'action bienfaisante et reconstituante des
eaux de Capvern, attiré par divers exemples de guérison pris dans notre pratique.

C'est avec un sentiment de reconnaissance pour
les thermes dont nous allons nous occuper que nous
écrivons ces lignes; nous les signalons à l'attention
bienveillante de nos confrères qui habitent loin des
Pyrénées, persuadé qu'ils sauront voir dans cette
petite étude, qui n'a aucune prétention scientifique,
autre chose qu'une admiration banale pour la station
de Capvern, ou une manœuvre intéressée, et qu'ils
apprécieront l'idée consciencieusement médicale et
humanitaire qui nous a fait jeter sur le papier ces
quelques considérations sur deux sources des Pyrénées dont l'usage est destiné à se répandre, et qui
peuvent avantageusement remplacer dans nos régions, et, dans quelques cas, surpasser en action
les sources de Vichy, de Contrexeville, de Vals, du
Boulou, etc., d'une part; et celles de Bagnères-de-
Bigorre, de l'autre.

PAU, février 1881.

CAPVERN

ET

SES DEUX SOURCES

————

La station thermale de Capvern-les-Bains, située à 3 kilomètres du village de Capvern, à 7 kilomètres de Lannemezan, 19 kilomètres de Bagnères-de-Bigorre et 30 kilomètres de Tarbes, se trouve localisée dans deux ravins pittoresques, perdus entre les premiers gradins des Pyrénées, à 400 ou 500 mètres d'altitude, au milieu d'un ravissant paysage : ces deux ravins sont parallèles à la belle vallée des Baronies, que les touristes, de plus en plus nombreux depuis l'ouverture des diverses lignes du chemin de fer du midi, visitent à l'envi pendant l'été, soit à pied, soit à cheval, soit en voiture.

Capvern est un point intermédiaire entre Lourdes et Bagnères-de-Bigorre au S.-O., et Montréjeau et Bagnères-de-Luchon au S.-E.; grâce à sa situation, cette localité mérite d'être visitée par les gens sains et bien portants, tout autant que par les malades. Cette station commence à devenir confortable ; les hôtels y sont presque luxueux, la vie rendue facile et agréable par la variété et la composition de la société habituelle qui fréquente la buvette et l'établissement thermal, et par l'installation d'un théâtre et de casinos qui offrent aux baigneurs des distractions diverses : en somme, on peut y passer 15 ou 20 jours sans trop s'y ennuyer.

Depuis très longtemps les deux ravins de Capvern étaient fréquentés pendant la belle saison, de mai en novembre, par les malades atteints de *gravelle* et de *catarrhe de vessie*, habitant le département des Hautes-Pyrénées et les départements voisins. Les paysans y venaient seuls primitivement, mais depuis les facilités créées par les voies ferrées, les petites et les grandes villes de ces départements fournissent leur contingent de malades heureux de trouver, aussi près de leur lieu d'habitation, un remède ou un soulagement à leurs souffrances.

Les médecins des localités avoisinant Capvern avaient depuis longtemps reconnu et expérimenté les vertus lithontriptiques de ses eaux, leur action curative dans le catarrhe vésical et la névralgie vésicale, enfin, leur effet souverain dans la colique néphrétique, soit par l'expulsion des graviers rénaux, soit par l'élimination rapide et presque instantanée des sables uriques : aussi conseillaient-ils fortement l'usage de ces eaux à leurs malades atteints de ces affections de l'appareil urinaire.

Plus récemment, des praticiens éminents observèrent Capvern, entre autres les deux médecins anglais, Farr et Taylor, qui ont laissé des monographies assez détaillées sur ces thermes, et le docteur Tailhade, médecin inspecteur à Capvern, vers 1845, dont les observations cliniques ont commencé à attirer l'attention de nos confrères sur des affections autres que celles des reins et du foie, notamment sur la goutte chronique, la cachexie goutteuse, les dyspepsies et les diverses espèces d'anémie.

Les analyses ont suivi. Les eaux de Capvern ont été étudiées successivement par MM. Latour et Rozières, pharmaciens, par le professeur Filhol, et enfin, plus récemment, par le docteur Garrigou. On trouvera le détail de ces analyses dans le plus récent ouvrage (1875) sur Capvern, du regretté docteur Ticier, médecin inspecteur, que la mort est venue surprendre et ravir prématurément, au moment où il se proposait d'ajouter quelques pages nouvelles à ses travaux déjà fort complets. Le docteur Ticier s'était déjà étendu sur la cure rapide des affections névrophratiques, due à l'action calmante de la source de Bouridé. Cette clinique des maladies nerveuses justiciables de la source hyposténisante et régulatrice de l'innervation, que possède Capvern, est encore à faire, ou tout au moins à parachever, et il appartient aux praticiens de l'avenir d'exploiter cette mine, déjà si féconde en résultats, et de compléter l'étude de la curation par les bains du Bouridé, de ces maladies qui tendent à devenir si communes parmi la génération actuelle, dans les deux sexes.

Pour nous, nous renfermant pour le moment dans un cadre plus restreint, nous ne répèterons pas ici ce qu'ont dit nos devanciers avec plus d'autorité que nous ne pourrions le dire nous-même ; ce travail ne serait qu'un plagiat ou une copie ; nous nous contenterons d'indiquer à ceux de nos confrères qui s'intéressent à notre station thermale, quelques points plus particuliers de notre pratique à Capvern, espérant que nos appréciations et nos indications seront reconnues utiles et pourront ramener à la santé quelques patients, quelques souffreteux, quelques victimes de notre organisation sociale et de nos mœurs.

Nous avons dit que Capvern possède deux sources, situées dans deux ravins différents, distants de deux kilomètres l'un de l'autre. Ces sources sont très abondantes, parfaitement captées ; on en fait

usage, comme de la presque totalité des eaux minérales, en boisson, en bains, en douches. L'une,
nommée la Hount-Caoute, ou fontaine chaude, est
tonique, légèrement *excitante*, *diurétique ;* l'autre,
appelée le Bouridé, à température légèrement plus
basse que la première, est essentiellement *calmante*.

Ces deux sources sont comprises dans celles que
Durand-Fardel appelle *indéterminées*, qu'il place
dans le groupe des *sulfatées calciques*. Faiblement
minéralisées, elles renferment des sels à base de
chaux, de magnésie, et du carbonate de fer.

I

Source de la Hount-Caoute

EFFETS PHYSIOLOGIQUES ET THÉRAPEUTIQUES

—

C'est cette source, appelée aussi Fontaine-Chaude, bien qu'elle n'ait que 24° qui a attiré, la première, l'attention des médecins et des malades, depuis une époque assez reculée, sur les propriétés des eaux de Capvern. On lui reconnut de tout temps la faculté de guérir de la gravelle, en entraînant au dehors les sables et les calculs de petit volume. Les habitants des campagnes des environs de Tarbes, de Bigorre, d'Auch, etc., y avaient confiance et s'y rendaient instinctivement. Les travaux successifs des docteurs Far, Taylor, Tailhade, Ticier, et plus récemment des docteurs Delfau et Caseneuve, médecins consultants à Capvern, travaux auxquels on peut joindre des observations et des indications très importantes, de praticiens distingués comme MM. Dénucé, doyen de la Faculté de Bordeaux, les docteurs Vignes, de Tarbes, Pédebidou, de Tournay, et d'autres, ont jeté une grande lumière sur l'action physiologique et thérapeutique de l'eau de la Hount-Caoute ; c'est sur les observations cliniques de ces médecins, et sur d'autres qui nous sont propres, que nous nous appuyons pour donner rapidement le résumé des affections chroniques diverses que l'eau de la Hount-Caoute, administrée en boisson, en bains et en douches, a soulagées ou guéries.

Mais, auparavant, remettons sous les yeux de nos lecteurs l'analyse la plus récente de cette eau, faite par le docteur Garrigou (1874).

DÉSIGNATION DES SUBSTANCES	HOUNT-CAOUTE
Acide carbonique.................	0,1153
— sulfurique...............	0,8580
— silicique...............	0.0029
— azotique..............	0.0056
— phosphorique.....	sensible
Chlore......................	0,0038
Potasse...................	0,00029
Soude	0.0024
Lithine	0,0000026
Ammoniaque................	0,0018
Chaux........	0,3199
Strontiane.................	0,3199
Magnésie.................	0,08749
Alumine..................	traces
Fer (sesquioxyde).............	0,00021
Manganèse (sesquioxyde)..........	traces
Cobalt......................	traces très sensibles
Nickel....................	douteux
Cuivre (oxyde)................	très sensible
Plomb.	0,000025
Antimoine.................	douteux
Arsenic...................	sensible
Tellure	sensible
Matière organique...........	notable
TOTAUX........	1,298,7278

On voit, à priori, que cette eau, quoique renfermant une grande variété de métaux, est faiblement minéralisée, si on la compare à d'autres eaux minérales ; que l'acide le plus abondant est l'acide sulfurique ; qu'il y a très peu d'alcalis (potasse, soude, ammoniaque, lithine), et que les bases qu'on y rencontre en plus grande quantité sont des terres (chaux, strontiane), qui s'y trouvent en proportions égales. C'est donc à juste titre qu'on peut la ranger dans les *sulfatées calciques*, comme l'eau de Contrexeville, de Vittel, de Pougues, etc. Elle diffère donc beaucoup, par sa composition, des eaux de Vichy et de Vals qui sont essentiellement alcalines gazeuses ; aussi exerce-t-elle une action beaucoup plus tonique que les eaux à base de soude. Par ordre d'importance, voici comme nous classons les sels minéraux et les métaux qui la composent : sulfate de chaux, sulfate de strontiane, carbonates de chaux et de strontiane, carbonate de magnésie, sulfate de magnésie, sulfate de potasse, de soude et de lithine. — Pour les métaux : cobalt, tellure, fer, arsenic, cuivre, plomb et magnésie.

M. le docteur Candellé, médecin consultant à Cauterets, dans son *Manuel pratique de médecine thermale* (1879), ouvrage d'une grande portée scientifique, au point de vue physiologique et pathologique, parle des procédés ingénieux du docteur Garrigou, qui a fait de si patientes recherches dans l'analyse des eaux thermales des Pyrénées et des montagnes d'Auvergne, et dit qu'il est arrivé à l'aide du spectroscope, d'après les procédés de Kirschoff et Bunsen, à découvrir dans les eaux un grand nombre de substances minérales en quantités infinitésimales, qui ont aidé puissamment à ranger ces eaux par groupes. C'est ainsi que pour les eaux de la Hount-Caoute, il a trouvé le cobalt et le tellure, qu'on ne rencontre qu'à Aulus et Eaux-Bonnes. Faut-il attribuer à la présence de ces deux métaux, plus qu'à tous les autres, une influence plus électrique et, partant, une action plus tonique sur la peau et les muqueuses, suivant que l'eau est administrée à l'extérieur ou à l'intérieur? Nous ne savons. — Ces découvertes ne permettent, que jusqu'à un certain point, de tirer des conclusions cliniques au sujet de nuances observées au point de vue de l'action des eaux ; mais elles offrent, en tout cas, un grand intérêt de curiosité.

Néanmoins, on peut supposer, et c'est notre conviction, que le contact d'une eau chargée de sels minéraux et de métaux, s'exerçant sur une aussi large surface que la peau, agit évidemment, fortement sur les ramifications nerveuses et vasculaires innombrables qu'elle renferme, et produit une dérivation douce et prolongée qui tonifie à la longue tout le tégument externe, resté souvent depuis trop longtemps dans l'atonie et ne remplissant pas son

rôle physiologique normal. Le même phénomène
doit se passer, et peut-être d'une manière encore
plus sensible, sur les muqueuses stomacale, rénale,
intestinale, etc., et c'est cet effet de stimulation
intùs et extra qui produit la reconstitution de l'organisme par l'eau de la Hount-Caoute, dans les cas
nombreux d'atonie générale ou locale où nous
l'administrons à Capvern.

Il nous est difficile d'attribuer ce mode d'action
à tel ou tel métal, au sulfate de chaux, au carbonate de chaux, à l'arsenic, au fer ou au cobalt,
mais c'est vraiment merveilleux de voir avec quelle
rapidité cette eau produit des résultats dynamiques
ou d'expulsion, dans la lithiase urique et les gravelles. En vingt-quatre heures, certains malades
rendent, après trois ou quatre verrées d'eau, une
telle quantité de. sables de toutes nuances qu'on
peut les enlever à la cuiller au fond du vase. Une
dame de Pau a rendu 22 petits graviers en moins
de 20 jours de traitement. .

Il se passe là évidemment un effet d'excitation
sur les fibres lisses des reins, sur les bassinets,
sur les fibres contractiles des urétères, sur tout
cet appareil urinaire, en un mot, sollicité, élec-
trisé par l'action métallo-thérapique des sels de
la Hount-Caoute. Et cela est pour nous si mani-
feste, que dans certaines formes de catarrhe vésical, chroniques ou aiguës, mais accompagnées

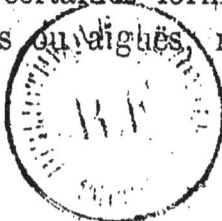

2

de douleurs internes de la vessie, ou de névralgie du col, nous sommes dans la nécessité de
suspendre chez les patients l'usage de l'eau en
boisson, à cause de sa stimulation trop vive.

Cette action est tout aussi appréciable et appa-
rente dans les affections hémorrhoïdales, dont
le flux se réveille rapidement, comme nous l'avons
vu chez un malade, au bout de 36 heures de séjour, et quatre verrées d'eau seulement.

Il est donc bien avéré pour nous que l'eau de
la Hount-Caoute est une eau tonique, excitante,
diurétique, entraînante, dépurative et, partant,
reconstituante. Elle agit par une autre propriété
qui est de dissoudre le mucus qui retient les
sables et les graviers et les fait adhérer aux
reins ; elle chasse ces sables débarrassés de leur
gangue muqueuse, en faisant contracter les fibres
musculaires des conduits, des bassinets, des urétères, de la muqueuse vésicale, etc. C'est donc
une eau précieuse quand on sait la manier pru-
demment.

A côté de cette action dynamique, il y a l'action
chimique : pourquoi cette eau guérit-elle de la
goutte, de la gravelle biliaire et urique? La chimie
a cherché à porter son flambeau dans cette ques-
tion obscure. Est-ce en décomposant, comme les
eaux carbo-sodiques et alcalines, les concrétions
salines de la goutte et les sables de la gravelle,

qu'elle expulserait en partie? Est-ce en les transformant en sels solubles que l'eau sulfatée calcique élimine ces produits anormaux? Nous n'affirmerons rien; nous constaterons simplement que chez la plus grande partie des malades soumis à l'usage de nos eaux, l'équilibre dans les fonctions se rétablit, le ton général des forces se relève, les articulations s'assouplissent, l'appétit renaît, le sommeil est meilleur, et, qu'en un mot, la vie circule partout plus librement.

Que nous faut-il de plus? Et que nous importent les théories de la chimie moléculaire? Ces eaux guérissent, à la grande satisfaction des malades et des médecins, cela semble suffisant.

Énumération de la plupart des maladies contre lesquelles on emploie l'eau de la Hount-Caoute.

Partant de ce principe, la tonification interne et externe, passons rapidement en revue les affections chroniques dans lesquelles l'eau de la Hount-Caoute donne le plus de succès.

Ses qualités reconstituantes, apéritives et toniques la rendent surtout efficace dans les maladies de *l'estomac et du foie*, à l'exception du cancer de ces deux organes. Son action sur la glande du foie est non équivoque, elle réveille la torpidité de cet organe engorgé, fluidifie la bile, dissout les calculs biliaires, réveille les mouvements et les contractions des canaux hépatique, cystique et cholédoque, et, finalement, chasse ou entraîne le gravier biliaire; elle est donc très favorable dans les coliques *hépatiques*. Et tout cela se passe sans diarrhée, sans constipation, et toujours avec un remontement de l'organisme.

Elle agit encore dans les différentes variétés de la *dyspepsie*, et dans tous les troubles fonctionnels des voies digestives, gastralgies diverses, etc., en ramenant l'appétit, facilitant la diges'ion par la stimulation des muqueuses stomacale, duodénale, etc., activant les mouvements péristaltiques des intestins.

— Dans les maladies des reins et de la vessie, telles que *gravelles, coliques néphrétiques, pyélite, pyélo-néphrite*. Dans la *cystite chronique*, et le *catarrhe vésical*, dans l'*atonie*, la *paresse* et la *paralysie de la vessie*. — Nous croyons que l'eau de la Hount-Caoute est surtout excellente dans la *gravelle blanche* ou *ammoniaco-magnésienne*, et que, dans ces derniers cas, elle est de beaucoup supérieure aux eaux alcalines qui aggravent ce genre de gravelle. Un pharmacien de nos amis a, pendant l'été de 1880, expérimenté ce fait sur lui-même. Sous l'influence de l'eau de la Hount-Caoute, il voyait disparaître tous les jours de plus en plus, à l'aide du microscope et des réactifs, les phosphates alcalins en dissolution dans son urine qui était devenue normale lors de son départ de Capvern.

— Dans les maladies de la matrice, et surtout la *métrite chronique* dans ses diverses formes, même dans les hémorrhagies chroniques utérines qui guérissent alors par la tonification de l'utérus; dans l'*anémie consécutive* à ses affections, dans l'*aménorrhée*, la *dysménorrhée*, et surtout la *leucorrhée*.

— Dans d'autres états morbides se rattachant à la grande diathèse urique, le *rhumatisme*, la *goutte* et le *diabète sucré*, qui sont modifiés d'une manière extrêmement remarquable par les eaux sulfatées calciques, comme nous en parlerons plus bas.

On peut joindre à leur action les modifications qu'elles impriment dans l'*obésité;* enfin, nous ne citerons que pour mémoire ce que le docteur Ticier dit à propos de la *stérilité*, bien que notre opinion à ce sujet est que, si des cas de fécondité ont pu être attribués à la Hount-Caoute, ce n'est que parce que le relèvement général des forces dû à cette eau a augmenté les forces procréatrices chez les deux sexes. Toutes les eaux toniques sont, à notre avis, dans ce cas.

Enfin, grâce au fer, à l'arsenic, au cobalt, au tellure, etc., et autres métaux qu'elle contient, la

Hount-Caoute réussit admirablement dans la *chlo-rose*, les *anémies essentielles* ou survenues à la suite de maladies graves, dont la convalescence est longue et difficile ; dans certaines cachexies, surtout dans la cachexie paludéenne, avec engorgement des viscères abdominaux.

Voilà certes un assez grand nombre de maladies justiciables de l'eau de la Hount-Caoute, suffisant pour attirer vers ces thermes une grande quantité de malades désireux de se débarrasser de ces manifestations morbides. Nous les engageons vivement à essayer de Capvern et de son air pyrénéen, et à comparer les résultats produits par ces eaux, à l'effet, souvent trop anémiant, des eaux carbonatées sodiques de Vals, de Vichy, de Carlsbad, etc., à voir enfin si leurs gravelles blanches ou rouges, leurs coliques hépathiques ou néphrétiques, leurs hémorrhoïdes, leur goutte ou leur diabète, etc., ne seront pas plus rapidement améliorés qu'ailleurs, dans ce séjour si tonique, dans ce milieu si vivifiant.

Tout ce que nous écrivons ici a été dit et répété par les différents auteurs qui ont décrit en détail les divers états morbides dont nous avons donné l'énumération ; les plus éminents d'entre eux ont parlé avec une grande autorité, en observant sur les lieux, de l'effet physiologique et thérapeutique de la Hount-Caoute. Ce n'est donc qu'un nouvel appel que nous faisons ici à nos confrères, les engageant à diriger leurs malades sur des thermes que nos grands maîtres en hydrologie, comme Durand-Fardel, Constantin James, etc., qui en ont parlé, n'ont peut-être pas appréciés à leur exacte valeur au point de vue curatif.

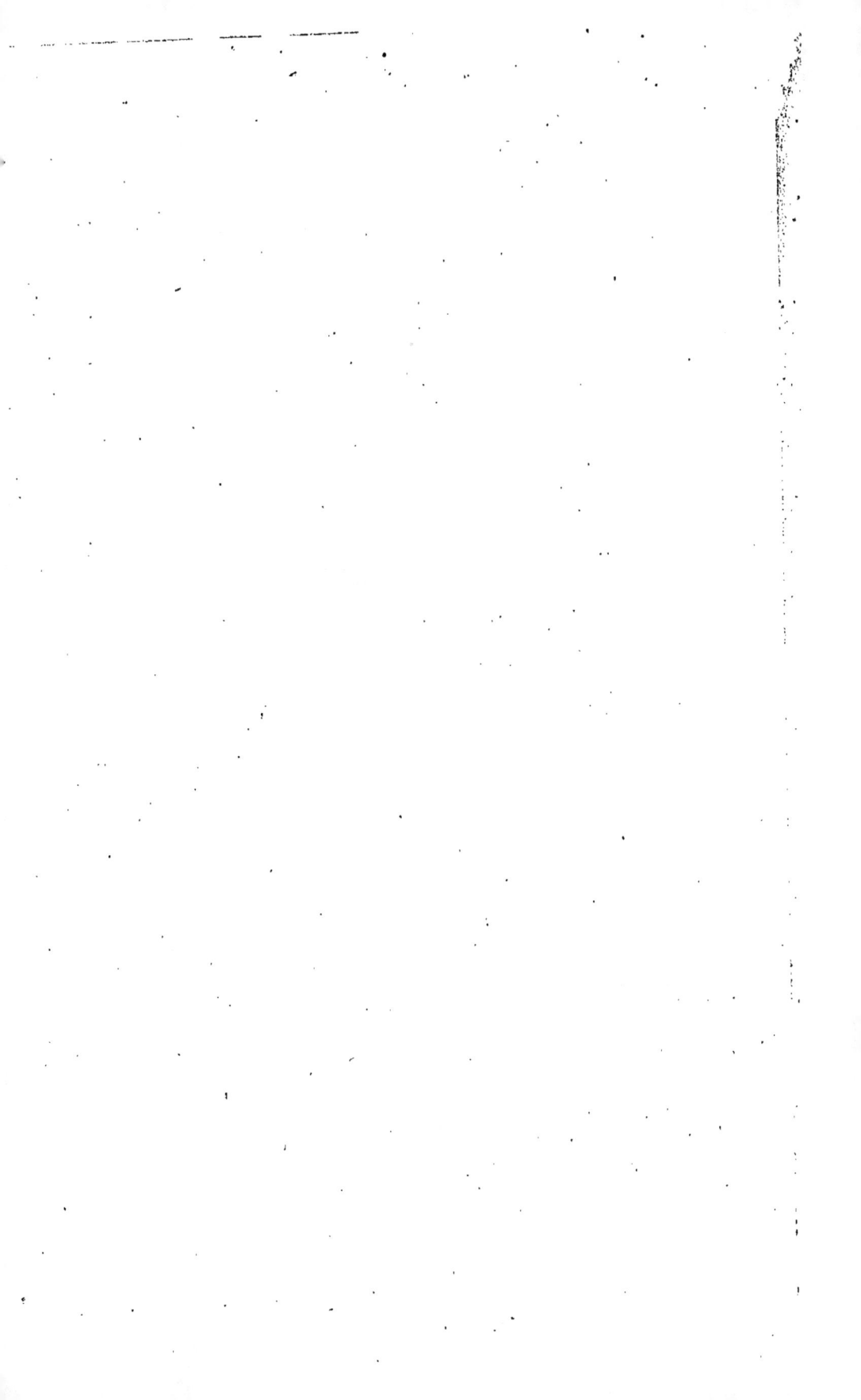

II

Source du Bouridé

EFFETS PHYSIOLOGIQUES

—

Maladies dans lesquelles son action est favorable

La visite à la source du Bouridé, située à 1 kilomètre 1/2 de celle de la Hount-Caoute, au fond d'un ravin un peu sauvage, mais très pittoresque, est le but, pour le malade, comme pour le bien portant, d'une délicieuse promenade à travers bois, qui amène le baigneur, d'abord à un point culminant d'où l'on découvre les montagnes avec un panorama remarquable, puis ensuite, en descendant, au col du Bouridé, au fond d'une gorge étroite et resserrée, où coule un petit ruisseau appelé Bouridé comme la source. Cette dernière est voisine du ruisseau, elle est captée par un travail de maçonnerie d'où s'échappent des conduits qui vont alimenter 27 baignoires que contient le

petit établissement construit au bord du ruisseau,
alimenté lui-même par le trop-plein de la source.

L'eau du Bouridé est un peu moins abondante
que celle de la Hount-Caoute ; elle est comme elle
sulfatée et _carbonatée calcique_, mais le sulfate et le
carbonate de chaux et de strontiane y sont en
moindre quantité que dans la Hount-Caoute, dans
la proportion d'un tiers : il y a un peu plus de
potasse ; plus de magnésie et moins de fer, de cobalt et de tellure. Sa température est de 19° centi-
grades, cinq de moins que la Hount-Caoute. Un
peu lourde à l'estomac, elle est peu employée en
boisson, excepté dans quelques cas de dyspepsie
avec constipation, où l'eau de la Hount-Caoute
stimulerait trop les voies digestives et occasionne-
rait de l'embarras gastrique. Dans ces circonstances
et dans d'autres, où l'on veut procurer un effet
laxatif, quelques verres de l'eau du Bouridé réussis-
sent mieux que le même nombre de verrées de la
Hount-Caoute auxquelles on aurait ajouté du sulfate de magnésie, comme nous le conseillons quelquefois. Elle est surtout employée en bains dont
l'effet sédatif est remarquable. La présence dans
cette eau d'une espèce de gélatine ou mucus végétal,
lui donne une onctuosité recherchée par les baigneurs et surtout par les baigneuses, à cause du
velouté qu'elle procure à la peau ; c'est, outre sa
composition chimique moins forte, moins astrin-

gente, cette particularité qui, sans doute, contribue à la rendre calmante. Il semble que la présence dans l'eau du Bouridé de cette matière organique, de cette gélatine végétale, affaiblisse sur la peau du baigneur l'action minéralisatrice des sels et des métaux qui y sont en dissolution ou en suspension ; ce vernis végétal, ce corps isolant, interposé entre la peau et la substance chimique en détruit probablement l'action excitante topique en partie, ce qui fait que la source du Bouridé a des propriétés physiologiques et thérapeutiques tout à fait opposées à celles de la Hount-Caoute. Quoi qu'il en soit de cette explication et de cette hypothèse toute gratuite, il faut reconnaître que l'eau du Bouridé est essentiellement calmante ou hyposthénisante. Ses qualités sédatives amoindrissent la force vitale, rendent le pouls plus lent, la peau moins chaude, les sécrétions moins actives; elles dépriment en un mot le jeu des rouages de l'organisme.

Précieuse propriété qui nous permet, avec cette eau douce et onctueuse, d'atténuer l'effet trop excitant de l'eau de la Hount-Caoute, quand elle a trop stimulé l'organisme, et, d'autre part, qui nous est d'un grand secours pour disposer, par une sédation préalable, les tempéraments nerveux à faire usage en boisson de la source tonique et résolutive qui leur est indispensable.

Un cas que nous avons observé en juin 1879,

nous montre avec quelle rapidité l'eau du Bouridé a eu raison d'une dermatose ramenée à l'état aigu par l'eau de la Hount-Caoute. Nous le relatons ici :

OBSERVATION. — X..., 30 ans, constitution vigoureuse, tempérament sanguin, de Paris, ouvrier en cuivre chargé de la pose des robinets et des tuyaux au nouvel établissement en construction à Capvern, se présente à notre examen, atteint d'un eczéma siégeant sur le dos de la main droite et remontant jusque vers le milieu de l'avant-bras. Cet eczéma, offrant des signes d'inflammation récente, datait de plusieurs années, et était bénin : sous l'influence de l'eau de la Hount-Caoute, dans laquelle cet ouvrier, pour essayer le jeu de ses robinets, était obligé de plonger les mains à chaque instant, le dos de la main se gonfla, rougit; les squammes de l'eczéma se boursouflèrent; il y eut douleur, chaleur, froid et insomnie. Craignant une extension de l'inflammation locale et peut-être un phlegmon, nous conseillâmes au malade les bains du Bouridé, et X... eut la satisfaction de voir, quatre jours après, c'est-à-dire après quatre bains, non seulement l'inflammation disparaître complètement, mais encore l'eczéma lui-même, lequel n'a pas reparu de toute la saison. Nous avons pu le constater ; car cet homme, attaché à l'établissement, est resté à Capvern jusqu'en octobre 1879.

Nous ferons remarquer à propos de cette observation deux faits : 1° l'excitation vive de l'eau de la Hount-Caoute qui fait repasser l'eczéma à l'état aigu ; 2° l'effet sédatif très prompt et finalement curatif de l'eau du Bouridé; d'où nous sommes porté à croire que certaines affections de la peau, dartres légères, eczémas et érythèmes simples, accès récents, etc., qui ne sont pas sous l'influence d'une diathèse herpétique, peuvent être favorablement modifiés et peut-être guéris par les bains du Bouridé, *uniquement*.

C'est ainsi que nous avons été à même de voir une affection papuleuse de la peau, chez un malade qui était sous l'influence urique, s'évanouir peu à peu, après un séjour de vingt jours pendant lesquels ce malade avait bu quatre ou cinq verres de la Hount-Caoute par jour, et avait pris tous les jours un bain de trois quarts d'heure au Bouridé. Cette double médication avait suffi pour entraîner les sables, nettoyer les reins et guérir la manifestation cutanée. Une partie de ce succès doit revenir évidemment à l'action de l'eau du Bouridé qui avait rétabli les fonctions physiologiques d'une peau malade depuis longtemps ; le surcroît d'activité des glandes sudoripares a ramené la perspiration, et l'eau de la Hount-Caoute éliminait l'acide urique ou les urates, par cette voie naturelle fermée depuis quelque temps, au moins en partie.

Dans des cas analogues nous retirerons les effets

les plus favorables de l'usage combiné des deux
eaux, celle du Bouridé en bains, celle de la Hount-
Caoute en boisson ; la Hount-Caoute seule n'amè-
nerait point ce résultat ; elle n'a point la puissance
de dilatation du Bouridé, au contraire, elle a un
effet de contraction qui doit resserrer les pores ;
nous dirons même que l'usage continu du bain
dans une dermatose pourrait, avec l'eau de la
Hount-Caoute, enflammer le tégument externe et
fermer une porte à l'issue des produits excrémen-
titiels uriques.

Cette action calmante de l'eau du Bouridé est
quelquefois défavorable, comme, par exemple, chez
les chlorotiques ou des sujets asthéniques. Beaucoup de malades qui ne veulent pas consulter de
médecin et qui sont imprudemment dirigés vers le
Bouridé, éprouvent, au bout de trois ou quatre
jours, une lassitude extrême, une faiblesse qui se
traduit par une diminution de cinq à dix pulsations
par minute. C'est ce que nous avons observé, pendant l'été de 1879, chez une dame de Vic-Fezensac
(Gers), arrivée à l'époque de l'âge critique, et qui,
sans conseil, prenait une trop grande quantité de
bains au Bouridé. Elle était devenue très faible, sans
appétit, avec congestion sanguine vers la face et les
bronches ; cette malade avait une constitution pléthorique et un tempérament un peu lymphatique. Au
bout de 12 à 14 jours elle vint nous voir, nous lui

conseillâmes de suspendre les bains du Bouridé et de boire cinq verres d'eau de la Hount-Caoute pendant quelques jours. Ce simple traitement fit remonter le pouls, dissipa les dispositions congestives de la face, diminua l'essoufflement, fit disparaître l'inappétence, et enfin, fait important, ramena un flux menstruel qui avait été suspendu depuis huit mois, et même un flux hémorrhoïdal dont l'apparition dissipa les vertiges et les éblouissements dont cette dame se plaignait. Ce coup de fouet de la Hount-Caoute l'avait guérie ; elle partit enchantée.

Voilà donc des symptômes inquiétants et un effet d'allanguissement général produits par l'abus du Bouridé et que fait disparaître la Hount-Caoute. C'est l'opposé du cas de l'eczéma dont nous parlions plus haut.

C'est ce qui fait dire au Dr Ticier, dans son ouvrage sur Capvern : « Les eaux du Bouridé ont des propriétés diamétralement opposées à celles de la Hount-Caoute ; les unes calment, les autres excitent. Admirable prévoyance de la nature qui a placé au fond de deux gorges voisines l'excitation à côté de la sédation pour qu'elles se prêtent un mutuel secours dans le traitement des maladies. On entrevoit de suite tout le bien que l'homme de l'art peut retirer de pareilles ressources séparément et alternativement mises en jeu selon les indications et réunies pour ainsi dire sous la main dans une même localité. » (*Capvern et ses eaux minérales, par le Dr Ticier*, 1875).

Nous avons eu, maintes fois, à nous louer de l'usage de cette médication double dont la possibilité fait de Capvern, à notre avis, une station privilégiée. Ainsi, nous avons remarqué combien certaines personnes anémiques, faibles, languissantes, des enfants surtout, voyaient leur organisme se reconstituer rapidement et des couleurs fraîches revenir sur leurs joues sous l'influence de quelques verrées par jour de la boisson stimulante, résolutive de la Hount-Caoute, associée à un peu d'eau ferrugineuse prise pendant les repas ; tout cela, aidé par les bains alternants des deux sources, par les douches tempérées ou froides de la Hount-Caoute, et enfin par les excursions pédestres dans l'air pur, balsamique et fortement ozonisé de notre région montagneuse, surtout après les orages.

Nous avons vu aussi bien des personnes nerveuses, névropathiques, surexcitées, à palpitations, ou à tempérament sanguin trop riche, être calmées au bout de quelques jours par l'usage des bains du Bouridé, quoique obligées de boire par jour deux verres de la Hount-Caoute.

Deux cas nous ont surtout frappé, au mois d'août 1879, chez deux jeunes filles du département des Landes, atteintes toutes deux de mouvements ner-

veux, choréïques, soubresauts des tendons, avec
pâleur et bouffissure de la face, palpitations et
mouvements du cœur irréguliers et désordonnés.
Ces jeunes filles avaient épuisé tout l'arsenal des
antispasmodiques et des calmants, depuis le bro-
mure de potassium jusqu'aux préparations valéria-
niques ; le fer, le quinquina, les amers n'avaient
pas été épargnés : le tout sans résultat. Le Bouridé
eut raison de ces états névrosthéniques en quinze
jours, au bout desquels les deux malades s'envo-
lèrent, d'après nos conseils, à Bagnères-de-Bigorre,
où quelques promenades dans la vallée de Campan
et aux environs, et quelques bains de la source de
Salut achevèrent le traitement et ramenèrent la
santé qui depuis est devenue normale.

Dans ces sortes de cas, sous l'influence du
Bouridé, l'organisme se modifie très vite par
l'apaisement et la régularisation de l'action nerveuse générale, qui régularise à son tour les
autres fonctions, surtout celles qui relèvent du
système nerveux de la vie involontaire, sous la
dépendance duquel se trouvent la nutrition, la
respiration et la fonction de menstruation. Les
bains calmants rétablissent l'équilibre entre le
système nerveux et le système sanguin. Alors la
source du Bouridé n'affaiblit pas ; au contraire,
elle fortifie ; elle est en même temps excitante et
calmante, sédative et tonique, puisqu'elle ramène

3

l'équilibre dans les forces vitales et la régularité
dans les fonctions ; et ceci n'est point un paradoxe,
car dès que l'excitation extra-nerveuse est abattue,
il y a harmonie dans les forces ; l'assimilation
devient meilleure, elle hâte la recomposition de
l'organisme allangui. La source sédative a alors
par le fait des effets de tonicité, de remontement
général.

Les eaux de la source du Bouridé conviennent :

Dans les *névroses*, y compris les *paralysies*
qui sont survenues à la suite d'hyperesthésie
nerveuse ;

Dans tous les *éréthismes*, dans l'*hystérie*, l'*épilep-
sie*, la danse de *Saint-Guy*, les *chorées*; et en
général, dans tous ces états nerveux indéterminés,
désignés sous le nom de *spasmes, vapeurs, migrai-
nes*, que présentent, hélas ! trop fréquemment les
personnes et surtout les femmes de la classe
supérieure dont la vie habituelle, faite de veillées,
de plaisirs et de fêtes, semble un contre-sens
perpétuel à l'hygiène et à la nature ;

Dans les rhumatismes nerveux, les congestions
cérébrales, les cystites aiguës, et dans tous les cas
où il faut combattre un processus inflammatoire,
diathésique ou non; surtout lorsqu'il y a douleur ;
dans la *goutte aiguë*, dans toutes les *névralgies*.

Nous-même avons été guéri complètement d'une
névralgie sciatique double qui nous affligeait

depuis six ans, et qui, grâce à notre séjour obliga-
toire à Capvern, a disparu pendant l'été de 1879,
avec une trentaine de bains du Bouridé, pris
chacun à un intervalle de deux ou trois jours.

L'eau du Bouridé agit aussi d'une façon très
favorable sur certaines manifestations morbides
de la ménopause, quand elles sont compliquées
de phénomènes nerveux et de constipation ; dans
quelques affections de la matrice, comme, par
exemple, les ulcérations douloureuses du col de
l'utérus, et enfin dans nombre de maladies dont
nous aurons quelque jour l'occasion d'entretenir
nos bienveillants lecteurs.

Passons maintenant à l'étude des deux manifestations de la diathèse urique et de leur modification heureuse par l'eau sulfatée calcique de la
Hount-Caoute. Nous voulons parler ici de la *goutte*
et du *diabète*.

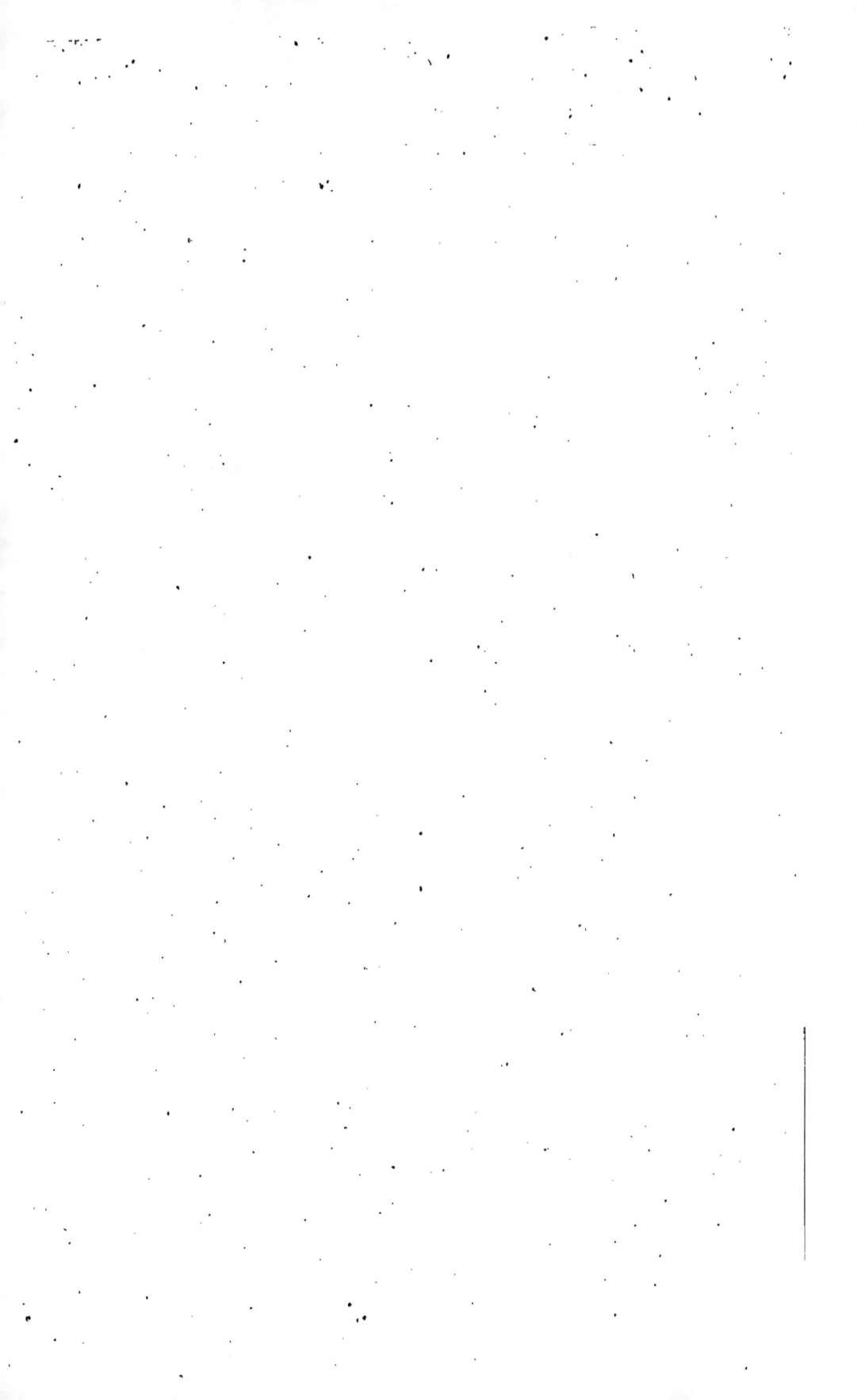

DE

LA GOUTTE

ET DE

Son traitement par l'eau de la Hount-Caoute

———

Nous n'avons pas la prétention de faire ici
l'histoire de la goutte, que tous les lecteurs nos
confrères trouveront comme nous dans les ouvrages didactiques de nos grands maîtres, et dans les
monographies remarquables qui ont paru depuis
quelques années, signées par des praticiens éminents de nos stations thermales françaises. Nous
nous contenterons de rappeler les idées le plus
communément admises sur les causes d'une affection qui fait tant de ravages dans la classe riche et
intelligente de notre société, et nous essayerons de
donner quelques indications, pour atténuer les

effets de cette maladie, et, s'il est possible, la guérir.

La goutte, manifestation terrible de la grande diathèse urique, consiste, on le sait, dans une surabondance de matériaux nutritifs dans le sang et tous les tissus de l'économie, dans la surani-malisation des tissus fibro-séreux des articulations et dans l'*inflammation* de ces tissus.

La goutte n'est donc point une maladie locale, surgissant inopinément sur une articulation quel-conque, c'est une maladie générale, un état particulier du sang qui se trouve vicié dans sa composition.

Chez les goutteux, dit M. L. C. Roche, « la » texture des tissus articulaires est depuis long-» temps modifiée lorsque l'inflammation vient à » les frapper et cette modification consiste en ce » que ces tissus sont plus animalisés, doués de » plus de vitalité que dans l'état ordinaire chez les » autres hommes, enfin plus irritable que ne le » comporte la nature de leurs fonctions, parce que » le sang est surchargé de matériaux nutritifs. » Cette surcharge que l'on voit surtout chez les » gens riches et bien nourris, donne aux tissus » articulaires un degré de sensibilité incompatible » avec les fonctions presque entièrement passives » qu'ils sont appelés à remplir autour des articula-» tions, et de là des douleurs souvent intolérables. »

Quel est donc le moyen de diminuer cet excès
de vitalité, de désobstruer les tissus articulaires
et faire disparaître, en tout ou en partie, les
souffrances atroces qui enlèvent le repos aux
patients ?

Certes, la difficulté est grande, que celle qui
consiste à déraciner la disposition goutteuse une
fois qu'elle est établie, et d'empêcher les attaques
de récidiver !

Bien des méthodes ont été préconisées. La
première, la plus simple, a été d'indiquer la fru-
galité, l'eau et l'exercice. D'après ce que nous
avons dit plus haut, on voit combien l'exercice en
dépensant le surcroît des matériaux nutritifs
devient nécessaire aux goutteux, et pourquoi
l'oisiveté leur est nuisible. Mais ces derniers
peuvent-ils toujours à cause de leurs occupations
et de leurs habitudes sociales, pratiquer la fru-
galité, faire de l'exercice convenable, boire de
l'eau appropriée à leur état urique et susceptible de dissoudre ou d'entraîner les produits
uratiques en excès dans leur sang ? On peut
répondre hardiment que le plus souvent tout cela
se fera d'une manière incomplète, irrégulière et
qu'il est nécessaire pour que le malade guérisse
qu'il vienne se mettre dans des conditions
spéciales où il aura l'air qui lui convient, l'eau qui
lui sera utile et le genre d'exercice qu'il est

indispensable qu'il prenne. Ces conditions, il les
trouvera aux eaux minérales spéciales, aux eaux
de Vichy, de Vals, etc., pour la goutte aiguë, mais
plus sûrement encore aux eaux de Capvern pour
la goutte chronique surtout.

Il trouvera dans l'eau de la Hount-Caoute les
moyens généraux et locaux qui modifieront son
état maladif, et qui l'emporteront sur les sudorifi-
ques, les dépuratifs, les narcotiques et les poisons
qu'il aura déjà mis en usage.

Nous faisons nos réserves, sans les proscrire
d'une manière absolue, au sujet des médicaments
de toute espèce, généralement conseillés contre la
goutte; nous ne sommes pas exclusif, et nous re-
connaissons qu'il en est de très efficaces, très nécessaires, très indispensables même; nous n'hésitons
pas à les employer dans certains cas, et dans l'intervalle du traitement thermal. Mais nous sommes
arrivé à cette conséquence pratique, que c'est surtout par l'usage d'une notable quantité d'eau résolutive, aidée par un régime sévère, assez longtemps prolongé pour influer d'une manière sérieuse
sur la nutrition de tous les organes et la composition du sang, qu'il est permis d'espérer la guérison
de la goutte ; et l'on peut presque toujours la pro-
mettre chez les malades doués de la persévérance
convenable. C'est par une médication thermale
appropriée, persistante et soutenue qu'il faut venir

en aide à ces divers moyens, régime alimentaire,
exercice, aération, et c'est en s'adressant pour certains cas aux eaux alcalines, et pour la plupart des
autres cas aux eaux sulfatées calciques, qu'un malade pourra arriver à la longue à une résurrection.

Si cependant la maladie est très ancienne, et le
malade maigre et épuisé, il faut se garder d'être
trop rigide dans le régime alimentaire; il ne faut
plus alors qu'il soit le moins stimulant et le moins
nourrissant possible; le malade verrait bientôt arriver l'anémie, amenée si fatalement chez les
vieillards par l'âge, l'usure de la vie, l'ancienneté
de la goutte, l'affaiblissement du système nerveux
et l'excès de l'usage des alcalins combiné avec
l'abus de la diète végétale.

C'est dans des cas semblables que les eaux de
Capvern sont souveraines; l'eau de la Hount-
Caoute devient alors un puissant adjuvant de reconstitution; son action délayante, dépurative, entraînante des tophus, diurétique et résolutive, éli-
minatrice de l'acide urique contenu dans les reins
et dans le sang, imprime à tout l'organisme un
remarquable mouvement de tonicité, la plus propre
à combattre la diathèse goutteuse.

Mais c'est surtout le fait de l'expulsion de l'acide
urique par l'eau de la Hount-Caoute, qui fait que
cette eau est souveraine dans la goutte.

La gravelle urique est la sœur de la goutte,

comme le disait Erasme ; une grande quantité de
goutteux en sont atteints. Qu'elle soit héréditaire
ou acquise, la goutte est toujours plus ou moins
accompagnée de produits uratiques, que l'on voit
souvent dans les petites articulations, quelquefois
dans les grandes, presque toujours dans le sang
et les urines. Aussi la médecine. hydro-minérale
par l'eau sulfatée calcique est-elle pour nous la
plus sûre, la plus rationnelle, la plus prudente.

Il s'agit de modifier le plus rapidement possible
un état anormal du sang, de détruire et d'expulser
un produit, l'acide urique, qui se trouve en excès
dans le sang et dans toutes les humeurs, et surtout
comme l'ont démontré Garrod et Cornille, dans les
glandes rénales et dans les tubes urinifères des
pyramides. C'est de là surtout qu'il faut le chasser
afin qu'il ne soit pas entraîné dans là circulation
et transformé en urates de chaux et de soude que
ne décomposeraient pas toujours complètement
tous les alcalins de la terre.

Oui, le grand point dans la goutte, c'est d'expulser et de détruire ce terrible acide urique qui
envahit l'organisme tout entier, jusqu'aux valvules
du cœur, qui est le résultat de la disproportion
entre la nourriture assimilée et l'urée excrétée ;
or, l'agent le plus rapide, le plus diffusible pour
arriver à ce résultat, n'est-il pas l'eau minéralisée,
qui par ses effets exosmotiques et endosmotiques

et par ses principes chimiques entraîne ou dissout,
molécule par molécule, les sels qui produisent de
si grands désordres dans l'économie ?

Nous avons vu des exemples remarquables de la
rapidité avec laquelle ont disparu des concrétions
tophacées qui déformaient les doigts et rendaient
leurs mouvements difficiles. Une dame américaine
de nos clientes, demeurée à Capvern pendant
vingt-cinq jours, et soumise à l'ingestion de six
verres par jour de l'eau de la Hount-Caoute, en
même temps qu'elle prenait des douches locales
un peu chaudes de dix minutes sur les mains, a
vu fondre peu à peu les nodus qui lui faisaient
dévier les doigts. Elle prenait beaucoup d'exercice
et faisait dans les côteaux, en montant et en
descendant, des marches qu'elle n'avait jamais
faites pendant son séjour à la ville, depuis longues
années ; son régime alimentaire n'était pas
trop sévère.

C'est un exemple notable de l'effet de l'eau de
la Hount-Caoute, qui prise à la dose d'un verre
toutes les heures, quatre le matin et deux le soir,
n'a nullement fatigué la malade ; a réveillé au
contraire l'appétit, diminué la phéthore générale
et a enlevé par ses propriétés antiplastiques une
grande quantité d'urée ; en même temps que
l'exercice forcé et peu habituel auquel nous avions
soumis cette malade, en accélérant la circulation,

la respiration et la transpiration, activait la désassimilation. Nous avons revu cette malade cinq mois après et nous avons remarqué qu'on distinguait à peine sur ses doigts les nodus informes et volumineux qui s'y trouvaient avant son séjour à Capvern. Cette dame continue son traitement à Pau en prenant de temps en temps des douches locales de vapeur sur les mains et en buvant à ses repas de l'eau de la Hount-Caoute.

Nous ne voulons pas faire ici le procès aux eaux alcalines et sodiques ; après l'illustre Trousseau, beaucoup de nos confrères l'ont fait avec talent, entre autres M. Baud, dont nous ne voulons pas ici reproduire les arguments : nous sommes loin de récuser ces agents thérapeutiques précieux quand ils sont administrés avec opportunité, et nous les prescrivons dans certaines formes de goutte et notamment dans la goutte aiguë, chez des sujets jeunes encore, vigoureux et sanguins qui peuvent supporter la médication altérante. Mais l'usage de ces eaux n'est-il pas désastreux, lorsque la goutte entre dans la deuxième période, période de cachexie ; quand les malades deviennent languissants, faibles, amaigris, dyspeptiques ? Dans cet état de prostration, leurs douleurs influent davantage sur leur état moral ; ils deviennent hypocondriaques. N'est-ce pas le moment de leur donner des reconstituants, de relever le régime alimentaire, de permettre l'usage des toniques ? Est-il prudent alors de les envoyer à Vichy ou aux eaux similaires et de leur administrer des doses altérantes de bicarbonate de soude ? N'est-ce pas plutôt le cas de les mettre à l'usage de nos eaux sulfatées calciques, dont l'une, le Bouridé, prise avec discrétion, suivant l'état et l'âge du malade, calme ses douleurs, et l'autre la Hount-Caoute élimine les éléments qui causent ces douleurs, en tonifiant l'organisme tout entier ?

Ces eaux ne sont pas aussi antiplastiques que les eaux alcalines, et elles ont une tonicité qui chasse par la peau, par les reins, par toutes les excrétions, les produits dont le sang était surchargé : elle aident puissamment à la poussée réparatrice.

Prises en boisson, en bains et en douches, dans l'air pur et oxygéné qui arrive à soixante lieues à la ronde des montagnes dans les gorges de Capvern, leur action stimulante est doublée ; sous leur influence, l'hématose devient plus complète, le sang plus riche ; le pouls se relève, les téguments se colorent, le teint et le visage perdent leurs tons blafards ; aussi la cachexie goutteuse s'amende et peut disparaître, si le malade revient à Capvern plusieurs étés de suite. Plus tard, l'effet consécutif des eaux modifiant le sang d'une manière favorable, prévient la formation de nouveaux pro-

duits uratiques, qui ne viennent plus s'ajouter aux
anciens déjà éliminés.

Et tout cela s'obtient par la stimulation quoti-
dienne des ramifications nerveuses sous l'épiderme,
par l'agitation des capillaires sanguins, par la
contraction des vasa-moteurs ; effets physiologiques
qui sont produits du reste par les autres eaux
minérales reconstituantes. Mais, les eaux de la
Hount-Caoute, au bout de quelque temps, pénètrent
mieux que d'autres jusqu'aux tissus séro-fibreux
des articulations malades. Leur action, hâtant la
décomposition des produits uratiques, aide puissamment à la reconstitution des tendons dont les
fonctions cessent d'être douloureuses. Cette péné-
tration des éléments minéralisateurs de l'eau de la
Hount-Caoute à travers l'intimité des fibres tendi-
neuses, cette diffusiblité qui porte son influence
jusque dans la profondeur des tissus, modifient les
humeurs et s'attaquent à la diathèse en changeant
la constitution générale ; il semble que l'eau
sulfatée calcique aille chercher le mal dans sa
racine : voilà pourquoi l'eau de la Hount-Caoute
nous paraît produire des effets plus durables que
les autres médications hydro-minérales.

L'eau de la Hount-Caoute a cela d'avantageux,
qu'elle contient un peu de carbonate de fer, qu'elle
a une effervescence à peine appréciable, et qu'elle ne
provoque point, pourvu toutefois qu'on en boive

modérément, l'impression d'indicible dégoût que
produisent d'autres eaux minérales. Avec elle, peu
ou point de fièvre thermale, point d'embarras gastrique, comme cela se voit à Vichy.

Ce qui constitue donc, à nos yeux, une grande
supériorité aux eaux sulfatées calciques de Capvern,
dans le traitement de la goutte chronique, c'est
qu'elles ne sont pas anémiantes.

Dans la goutte, comme dans le rhumatisme,
l'anémie existe presque toujours dans la forme
chronique, surtout lorsque le malade est cachectique. Aussi, on comprend combien est grand le
danger d'administrer aux malades huit ou dix
grammes de bicarbonate de soude par jour, comme
cela a lieu à Vichy, par l'ingestion d'un litre ou
un litre et demi d'eau alcaline, lorsqu'il est prouvé
par les expériences des médecins qui ont écrit sur
la matière (Jaccoud, Vulpian, Charcot) qui ont
donné jusqu'à 20 et 30 grammes de sel alcalin par
jour, que le pouls descend de dix à vingt pulsations par minute ! Or, est-ce le cas, dans l'anémie
ou la cachexie goutteuse, de chercher à ralentir le
mouvement vital, même dans l'accès aigu ?

Que l'on réserve la médication carbo-sodique
quand, par exemple, la goutte est récente, lorsqu'on
a affaire à un sujet jeune encore, pléthorique,
habituellement bien nourri (car on sait qu'un sang
trop plastique nourrit mal, et qu'il engendre des

maladies à la suite desquelles vient précisément l'anémie), mais qu'on se garde de donner le sel alcalin à un vieillard amaigri, à un cachectique souvent cacochyme, qui a plus besoin de tonification que d'antiphlogistiques. Ce serait le conduire sûrement au tombeau.

« Les alcalins introduits dans la masse du sang » d'une manière trop prolongée, produisent diffé- » rents effets, tels que diminution de la circulation gé- » nérale, abaissement du pouls, décoloration de tous » les pigments (cornée, choroïde, cheveux, peau, etc.), » et amènent à l'anémie avec affaiblissement de la » vue, décoloration des cheveux. Ils peuvent évi- » demment neutraliser ou décomposer l'acide uri- » que, mais dans une certaine mesure seulement, » et l'abus de ces médicaments finit par être fatal » à l'organisme, qui manque de tonification et de » force réactionnelle » (Eug. Hardy, 1869).

C'est le triomphe de l'eau de la Hount-Caoute de provoquer précisément cette force réactionnelle et cette tonification si désirables aux organes délabrés ; de pourvoir, comme dit l'illustre Bordeu, au remontement de la machine.

C'est le moment de dire quelques mots d'un traitement qui a été fort à la mode, il y a quelques années, et qui est encore prescrit aujourd'hui par beaucoup de médecins. Nous voulons parler du traitement de la goutte par le docteur Laville.

Nous n'entreprendrons pas la critique de cette médication qui a du bon ; elle peut réussir dans une certaine mesure, et n'est point aussi dangereuse que ses détracteurs ont bien voulu le dire. Nous ne voulons pas approfondir le secret de la préparation du docteur Laville ; qu'il y ait du colchique ou non, des drastiques, etc., tout ce que nous pouvons affirmer, c'est que liqueur et pilules sont puissamment dépuratives.

Nous avons nous-même, dans quelque cas, employé cette méthode antigoutteuse, célébrée à la quatrième page des journaux avec l'huile de marrons d'Inde et autres recettes que l'on vante pour guérir radicalement la goutte, mais nous ne pouvons pas assurer avoir eu par ce moyen des succès durables : néanmoins nous avons administré dans les accès aigus, pendant trois ou quatre jours de suite, une cuillerée de la liqueur donnant, entre temps, les pilules dépuratives, en quantité variable suivant la gravité de l'affection, la fréquence du retour des attaques et surtout du nombre et du volume des nodus, ou la raideur des articulations. Nous avons pu procurer un soulagement momentané, éloigner le retour des attaques ; c'est déjà beaucoup : mais le traitement du docteur Laville a-t-il réellement produit un effet préservatif ou curatif de l'affection podagre ? Nous en doutons.

Non, malgré tout ce que l'on a pu dire d'élogieux

sur les merveilleux résultats produits par la méthode Laville, il ne faut pas que les malades qui s'y soumettent, s'attendent à un changement à vue, du jour au lendemain.

Rien, dans la nature, ne s'opère par brusque transition, et pour la goutte surtout, c'est un malheur qu'un arrêt brusque de l'accès, qui n'est, le plus souvent, qu'un *déplacement* de la goutte, qui peut se porter sur un organe important, et causer une mort foudroyante.

Aussi nous méfions-nous des toxiques, des poisons et de certains agents violemment perturbateurs du système nerveux qui, comme le *salicylate* de soude, médicament à la mode pour l'instant, patronné par des maîtres éminents, peuvent amener la mort à courte échéance entre les mains de médecins imprudents ou inexpérimentés.

Les eaux sulfatées calciques de la Hount-Caoute n'offrent pas tous ces dangers, et elles amèneront plus rapidement, quoique avec lenteur, et plus sûrement, les malades à la guérison. Sous leur influence, on verra les articulations recouvrer leur souplesse progressivement, et les nodus se ramollir et diminuer insensiblement.

C'est ce dont nous sommes témoin tous les ans à Capvern, en constatant en même temps, chez tous les malades, une grande amélioration dans l'état général.

Comment, en effet, veut-on voir se dissoudre, avec des pilules, les tophus des articulations, qui sont composés d'acide urique, d'urate d'ammoniaque, d'urate de soude et de phosphate de chaux? Croit-on que lesdites pilules aillent précipiter toutes ces substances minérales? Le docteur Laville avoue lui-même qu'il faut aider aux pilules et à la liqueur en agissant sur les reins par des boissons diurétiques.

Que l'on s'adresse donc immédiatement, et sans perdre de temps, à ces eaux diurétiques dissolvantes, entraînantes, que la nature a placées à Capvern et a distribué avec tant d'abondance.

Disons aussi quelques mots du régime alimentaire des goutteux.

On ne peut établir, pour les malades atteints de la goutte, un régime alimentaire spécial et théorique; ce régime dépend de la force du sujet, de son âge, de son tempérament.

Une diète trop exclusivement végétale peut affaiblir et enlever, à la réaction vitale, la force nécessaire à la réparation des tissus malades. A Capvern, nous nourrissons bien nos goutteux, qui ont besoin, du reste, de réparation à cause de l'exercice qu'ils prennent et du milieu élevé et aéré dans lequel ils respirent. L'augmentation de l'hématose, le relèvement de la fréquence et de l'ampleur du pouls, leur donne de l'appétit; on les voit

se nourrir avec bonheur; ils supportent des quantités d'eau plus grandes sans inconvénient, et cet
apport inoffensif de liquide minéral hâte la dissolution et l'entraînement des molécules uratiques qui
entourent les articulations, et obstruent les viscères
abdominaux et autres.

Nous conseillons néanmoins aux goutteux, surtout s'ils sont en même temps graveleux, de ne pas
faire abus de viandes noires, de gibier et autres
substances fortement azotées; de boissons alcooli-
ques, de vins capiteux, de café concentré, et, en un
mot, de tout ce qui peut suranimaliser le sang. Il
leur est recommandé de se nourrir d'un régime
discret, de mets choisis. Il faut dire qu'à Capvern,
les hôtels et les pensions bourgeoises sont très con-
fortables, et que l'ordinaire est assez varié pour
qu'un malade puisse, avec sobriété toutefois, con-
tenter ses petits caprices.

Un régime qui est plus délicat et plus difficile
à faire observer, c'est le régime moral. Ici, Capvern
n'est plus en jeu. Ainsi, éviter les colères et tout
mouvement passionné qui peut agiter le sang, est
conseillé aux goutteux. On a vu des accès de goutte
survenir immédiatement après des accès de colère;
il faut être sobre de plaisirs vénériens; éviter la
grande exaltation, la tristesse, les préoccupations
excessives, le travail trop opiniâtre, etc., en un
mot, dans l'ordre physique comme dans l'ordre

moral, pratiquer la sobriété, dont l'oubli peut amener certaines maladies, qui, au premier abord, paraissent être étrangères à la goutte et ne sont bien souvent que des manifestations de la diathèse goutteuse : ainsi la fréquence des anévrismes, des congestions cérébrales (*goutte cérébrale*), etc., et d'autres affections que l'on peut considérer comme filles de la goutte.

Tout ce que nous venons de dire est connu depuis longtemps, relaté dans tous les ouvrages spéciaux sur la matière ; aussi nous ne rappelons ces faits que pour insister sur la nécessité d'une médication générale, hydro-minérale, légèrement laxative, dérivative, diurétique, tonique et finalement reconstituante.

Où peut-on mieux trouver réunies ces conditions de guérison, d'amélioration physique et morale, que dans une station thermale, gaie, pittoresque, salubre, pyrénéenne, où le charme et la fraîcheur des sensations, l'aspect d'une nature poétique, l'éloignement des affaires et des préoccupations habituelles, disposent l'esprit et le corps à une régénération complète !

Nos eaux sulfatées calciques que l'on boit en se promenant autour des Thermes de Capvern, au pied des ruines des vieux manoirs de Mauvezin et de Montoussé, le long de la Neste ou de la Lande aérée de Lannemezan, en face de cette chaîne majestueuse des Pyrénées, dont on aperçoit les sommets neigeux, ne répondent-elles pas à tous ces désiderata thérapeutiques ?

Les goutteux supporteront toujours parfaitement l'eau de la Hount-Caoute, pourvu qu'ils n'en abusent pas et qu'ils ne se distendent pas l'estomac et les intestins par des exploits de buvette. Toutes les constitutions, quelque nerveuses, quelque fatiguées qu'elles soient, pourront toujours en user, soit en bains, soit en douches, soit en boisson, sauf à en tempérer l'effet excitant par quelques bains sédatifs. Elles exerceront certainement une action lente, mais sûre, de dépuration goutteuse, et l'on s'apercevra plus tard des résultats par l'ajournement des attaques qui deviendront de plus en plus rares et bénignes jusqu'à leur entière disparition. Mais on n'obtiendra pas ce résultat par une seule saison de trois semaines ou d'un mois passés à Capvern. Un traitement aussi court pourra modifier, mais non anéantir à tout jamais les effets souvent désastreux d'une diathèse goutteuse : il faudra revenir plusieurs années de suite et boire dans le courant de l'année, un peu avant le séjour aux thermes, en décembre ou janvier, et un peu après, une certaine quantité d'eau sulfatée calcique de la Hount-Caoute, qui se conserve d'autant mieux avec ses propriétés médicales, qu'elle est peut-être une des plus fixes de nos eaux minérales, n'étant ni sulfureuse, ni carbonatée. Et que ne boirait-on pas pour éviter les horribles angoisses et les appréhensions des anomalies et des métastases de la goutte !

Un dernier conseil aux goutteux : c'est de faire analyser leurs urines, avant, pendant et après le traitement. Ces analyses, si elles sont faites avec soin, seront, pour le malade et pour le médecin qui le traite, un indice certain de l'efficacité plus ou moins grande du traitement thermal, un critérium médical qui servira à modifier le *modus vivendi*.

Et, maintenant, récapitulons et concluons.

Le principe de la cure de la goutte, et nous pouvons ajouter de la gravelle urique, par les eaux diurétiques et entraînantes de Capvern, est celui-ci :

1° Empêcher la prédominance du séjour dans l'organisme et dans le sang de certains sels pernicieux à toute l'économie ;

2° Désobstruer surtout les tissus fibreux et fibro-cartilagineux sur lesquels se fixent les concrétions tophacées ;

3° Redonner la vitalité à ces tissus étouffés par des apports chimiques qui y ont arrêté la circulation et l'innervation.

Voilà les trois ordres de faits que le médecin doit envisager, et contre lesquels il doit se

demander s'il est préférable qu'il emploie la médecine *altérante* ou la médecine *reconstituante*. Doit-il
donner à outrance les eaux carbonatées sodiques,
qui peuvent produire l'anémie générale et la
stagnation de la circulation dans les tissus fibreux,
ou faut-il qu'il s'adresse, de préférence, aux eaux
sulfatées calciques reconstituantes ?

Pour nous, nous n'hésitons pas à donner la
préférence à ces dernières et à les conseiller aux
malades surtout pour les gouttes anciennes, invé-
térées, chez les malades déjà avancés en âge et
qui ont été pendant plusieurs années saturés et
anémiés par les eaux de Vichy, de Vals, etc.

Nous nous réservons toutefois de donner le
bicarbonate de soude, avec ménagement, avant ou
après le traitement thermal, si la goutte est
récente, aiguë, et accompagnée de sables uriques.

Que les personnes qui sont déjà venues à nos
thermes pour s'y guérir de la goutte, et qui, au
bout de 20 à 25 jours ont vu leurs douleurs cesser,
leur appétit se réveiller et le sommeil revenir, qui
ont vu le ton de leurs forces se relever et toutes
leurs fonctions se régulariser ; que ceux qui,
arrivés pâles et faibles à Capvern, en sont partis
frais et dispos ; que tous ceux de nos clients qui
pourront se reconnaître ici, s'ils viennent à lire
ces lignes, veuillent bien avouer que nous sommes

dans la vérité ; leur témoignage nous sera précieux, et ils rendront service à tous ceux qui se
trouvent dans le même état maladif, en les engageant à venir avec eux passer 20 à 30 jours à la
station thermale de Capvern.

Et pour terminer cet article, nous ne pouvons
mieux faire que de retracer ici les lignes suivantes
qui reproduisent fidèlement notre pensée. Elles
sont du docteur Clermont, de Lyon, médecin
consultant à Vals ; voilà ce qu'écrit notre distingué confrère :

« Quand on jette les yeux sur la liste nombreuse
» et presque infinie des drogues préconisées contre
» les affections goutteuses et graveleuses, drogues
» dont les effets infidèles ou éphémères laissent
» constamment planer sur le malade la crainte
» trop bien fondée d'une rechute ; quand on peut
» dire que l'expérience des siècles ne nous offre
» aucun remède certain contre la goutte, et enfin,
» quand on voit les médecins d'aujourd'hui avouer
» que cette maladie est presque toujours rebelle
» aux moyens de l'art le plus méthodiquement
» employé, on reste convaincu que son traitement
» par le régime alimentaire bien compris, l'exercice
» approprié aux forces et l'usage *intùs* et *extra*
» des eaux minérales toniques, prises en boisson,
» en bains et en douches, est encore, somme toute,

» le plus rationnel, le plus sage, et nous dirons
» même, le moins dangereux. »

. (Docteur Clermont, *Observations sur les Eaux*
de Vals, 1868).

Abordons maintenant l'histoire du diabète.

DU

DIABÈTE SUCRÉ

–

Considérations
sur ses causes et son traitement.

———

Le *diabète sucré* ou *glycosurie* devient de plus en
plus fréquent de nos jours, surtout dans les classes
élevées et riches, où il attaque indifféremment les
deux sexes. Pouvons-nous attribuer ce fait à notre
organisation sociale, à nos mœurs, à nos habitudes
de confortable, à notre usure prématurée au point
de vue nerveux, à l'agglomération dans les cités ?
Nous ne saurions rien affirmer. Ce qui nous frappe,
c'est le nombre des diabétiques toujours croissant,
qui viennent à Capvern tous les étés demander à
ces eaux et à l'air de cette station thermale un soulagement presque toujours certain de leur état ma-

ladif, une amélioration à leurs fonctions languissantes.

Les grandes villes du Sud-Ouest, notamment
Bordeaux et Toulouse, envoient à Capvern un contingent déjà important de diabétiques, qui revien-
nent tous les ans, quelquefois deux fois dans la
saison, avec une ponctualité que justifient le bien-
être et la satisfaction morale qu'ils ont éprouvés
par ce séjour dans l'air pyrénéen.

Comme les eaux de Vichy et de Vals, mieux qu'elles
même, les eaux sulfatées calciques de Capvern
guérissent ou améliorent les glycosuriques, parce
qu'elles sont prises par les malades dans un air
plus ozonizé, plus puissamment régénérateur que
celui des stations du plateau central de la France.

Avant d'énumérer les causes qui favorisent, chez
le diabétique, l'expulsion du sucre de son organisme
par le séjour thermal à Capvern, rappelons succinc-
tement ce que l'on sait, jusqu'à présent, sur les
causes productrices du diabète sucré.

Après les intéressants travaux de M. Contour, de
MM. Mialhe et Bouchardat, après la compendieuse
énumération de Valleix et les travaux successifs de
MM. Andral, Bouillaud et Biot qui a inventé un
appareil pour la recherche du sucre dans les
urines; après d'autres auteurs plus modernes,
entre autres le Dr Lécorché qui, dans un traité remarquable, a jeté une vive lumière sur les points

mal étudiés jusqu'ici de l'affection diabétique, les médecins de notre temps doivent être fixés sur les manifestations morbides et les symptômes de cet état pathologique.

Mais ils ne sont pas aussi bien fixés sur les moyens de le guérir.

Nous n'entreprendrons point ici l'historique du diabète insipide, du diabète sucré et de tous les diabètes dont nous avons lu la description ; nous ne nous occuperons au point de vue thermal que du diabète sucré ou glycosurie, le seul genre à peu près que nous ayons occasion de traiter à Capvern.

Dans une définition courte, M. Coutour a exposé très bien les principaux caractères de la maladie : « Le diabète, dit cet auteur, est une maladie carac-
» térisée par une excrétion très abondante d'urine
» contenant toujours une matière saccharine cris-
» tallisable, analogue au sucre de fécule, accompa-
» gnée d'une augmentation notable de l'appétit,
» d'une soif inextinguible et d'un amaigrissement
» progressif. »

CAUSES DU DIABÈTE

Le diabète sucré s'observe surtout dans les pays humides ; il atteint de préférence les personnes de trente à quarante ans, plus les hommes que les

femmes, un peu les enfants, très peu les vieillards.
Très commun en Hollande et en Angleterre, il l'est
aussi en Normandie, le long des côtes de l'Océan,
dans les grandes villes peu élevées au-dessus du
niveau de la mer et aussi dans certains climats
chauds, humides et bas. Mais nous croyons que les
climats froids et humides qui favorisent peu la
perspiration, en offrent de plus nombreux exemples et que la manière de vivre des gens qui en
sont atteints contribue, au moins autant que l'atmosphère ambiante, à la production du sucre dans
les urines.

M. Contour prétend que l'usage des aliments
féculents, celui des boissons fermentées, comme le
poiré, le cidre, la bière, contribuent à le développer. Cependant, les cas de diabète qui nous arrivent
du Sud-Ouest de la France, Bordeaux, Toulouse,
Bayonne, Pau, Narbonne, Béziers, etc., semblent
contre-indiquer cette opinion ; car dans ces régions
on ne boit pas beaucoup de poiré, de cidre et de
bière, le vin y étant en grande abondance et étant
d'un usage général. C'est, au contraire, dans les
pays très humides que l'on fait une grande con-
sommation de bière et il est facile d'attribuer à
l'effet de cette boisson des symptômes de glycosurie qu'on pourrait, à plus juste titre, imputer à
l'humidité.

Nous n'acceptons pas non plus complètement

l'opinion de M. Bouchardat, qui dit d'une manière bien positive, que les *aliments féculents, seuls,* sont transformés en sucre, et que l'agent de cette transformation *est un principe existant dans l'économie des diabétiques* qui aurait sur l'amidon une action toute semblable à celle de la diastase. Mais le sucre n'est pas fourni dans l'alimentation par les aliments féculents seuls ; d'autres substances sucrées sont introduites directement dans l'économie, comme le sucre qui est d'un usage si journalier ; le miel, certains fruits secs ; les légumes sucrés, carottes, navets, etc. Le sucre, en outre, peut encore se former physiologiquement sous l'influence d'une lésion de la moëlle, comme nous le dirons tout à l'heure.

Nous ne nous rangerons pas davantage à la théorie de M. Mialhe, qui prétend qu'il y a du sucre dans les urines, parce que chez le diabétique le sang a perdu son alcalinité et que la présence des alcalins dans le sang est nécessaire pour décomposer le sucre. Mais on a trouvé du sucre en grande quantité dans le sang de diabétiques chez lesquels l'alcalinité était très forte.

Et puis, comment se fait-il que les eaux de Capvern, qui ne sont pas *alcalines*, modifient si avantageusement le diabète ?

Quelle que soit l'autorité grande de deux chimistes aussi habiles que MM. Mialhe et Bouchardat, nous avons de la peine à accepter leurs théories.

Nous inclinons à reconnaître une cause éminemment vitale, physiologique à la production du diabète, aussi pencherons-nous plus volontiers pour la théorie de Claude Bernard : c'est sur elle que repose la base de notre traitement thermal pour l'amélioration ou la guérison de la glycosurie.

Nous rappellerons en peu de mots cette doctrine physiologique qui a été mise en honneur par Claude Bernard et M. Schiff.

On sait que le premier a trouvé que la piqûre du quatrième ventricule du cerveau engendre aussitôt la glycosurie, et que l'urine d'un lapin piqué en cet endroit avec une aiguille passant par le trou occipital, décèle immédiatement la présence du sucre, rendue sensible par la liqueur de Peligot, de Barreswill, de Fehling, etc. La lésion du quatrième ventricule paralyse les nerfs vasa-moteurs et détermine une excitation de la circulation hépatique, dont l'effet est une hypérémie du foie ; il y a donc immédiatement excès de production de sucre par le foie. M. Schiff étend ses données en prouvant par des recherches expérimentales que la lésion des vasa-moteurs peut avoir lieu non seulement dans le quatrième ventricule, mais aussi dans le cordon antéro-latéral de la moëlle ; or, cette conclusion pathologique a une importance excessive, car il en résulte que certaines lésions médullaires sont

des causes de diabète, d'autant plus incurables
que les lésions du système nerveux sont plus
profondes.

Nous partons donc de ce principe que ce qui
produit l'affection diabétique ou plutôt *glycosurique*
est une lésion nerveuse qui entraîne un affaiblissement nerveux, une usure nerveuse, ou tout au
moins une fatigue ou une espèce de paralysie
momentanée ou définitive des *plexus* fournis par
le grand sympathique, tels que le plexus cœliaque,
le plexus solaire, et les plexus fournis par le nerf
vague et qui envoient leurs branches aux poumons
et au cœur.

Ces nerfs de la vie involontaire, ces plexus dont
l'action préside à toutes les fonctions, circulation,
respiration, digestion, assimilation, transpiration
insensible, excrétions, etc., se trouvant affaiblis
dans leur action, ne remplissent qu'à moitié leur
rôle physiologique. Ainsi, chez le diabétique,
l'expansion pulmonaire est diminuée, les mouvements des muscles inspirateurs et expirateurs sont
affaiblis ; l'action du diaphragme peu énergique ;
il s'en suit que l'hématose, la sanguification
deviennent pauvres, les veines chargées d'acide
carbonique n'envoient pas vigoureusement le sang
de leurs capillaires dans les cellules pulmonaires ;
ce sang, mal régénéré, peu rutilant arrive au cœur
et ne le stimule pas assez vivement ; la circulation

tout entière est diminuée comme la respiration, et il y a stase dans les capillaires du tégument externe. Il en résulte un trouble de la transpiration cutanée et une augmentation de la sécrétion urinaire qui entraîne le sucre, que la respiration n'a pas décomposé.

Pour nous donc, la cause de la glycosurie n'est pas dans le sang qui aurait perdu son alcalinité ; elle n'est pas essentiellement dans le foie ; elle n'est pas dans les reins ; elle est dans les nerfs, et dans certains nerfs émanant du système ganglionnaire dont la puissance est amoindrie. A ce titre, nous rangeons le diabète à côté de la chlorose et nous disons : *le diabète sucré est une maladie nerveuse.*

Et, en effet, comment ne pas reconnaître un affaiblissement nerveux général dans tous ces troubles de la vie physiologique : arrêt des sueurs, sécheresse de la peau, irrégularité dans le travail d'assimilation et de désassimilation, respiration souvent gênée et laborieuse, production saccharine plus ou moins abondante, s'éliminant par les reins, parce que le sucre introduit dans l'organisme par l'alimentation, ou formé physiologiquement, n'est qu'en partie comburé par les poumons, ou non éliminé par la peau ?

Comment ne pas reconnaître un affaissement nerveux dans la destruction de l'équilibre entre

le mouvement de composition et de décomposition ?

Aussi, au milieu de ce désordre de la vie physiologique, il n'est pas étonnant de voir surgir
divers symptômes morbides et des affections inter-
currentes dont on ignore la cause, que l'on croit
idiopathiques, mais qu'il faut rattacher au diabète.

M. le Dr J. Lucas-Championnière, dans son
Journal de Médecine et de Chirurgie pratiques
(novembre 1880), donne le résumé d'une observation qui lui a été communiquée par M. le
Dr Worms, au sujet de deux cas dans lesquels ce
distingué confrère a observé l'apparition de névralgies symétriques, siégeant dans le nerf sciatique
et le nerf dentaire inférieur, à une période avancée
du diabète.

L'auteur en conclut qu'il existe une forme
spéciale de névralgie propre au diabète, qui
présente pour caractère de siéger symétriquement
dans les mêmes branches nerveuses, et qui paraît
dépasser en douleur les autres névralgies. Elle ne
céderait pas au traitement habituel des autres
névralgies (quinine, morphine) et s'aggraverait
parallèlement à la glycosurie.

Nous ajouterons que nous pensons que, dans ces
sortes de cas, la morphine doit être contraire ; car
elle doit ajouter son action paralysante à la demi-
paralysie des branches du grand sympathique,

déjà existante dans l'affection diabétique : ce
serait par des toniques qu'il faudrait attaquer cette
névralgie, et non par des narcotiques ou des
antipériodiques comme la quinine. Ici, le grand
air et l'eau sulfatée calcique de la Hount-Caoute,
et même celle du Bouridé, dans les paroxysmes
douloureux, agiraient mieux que toute autre médication.

Signalons une autre affirmation de notre théorie
qui range le diabète sucré dans les maladies
nerveuses :

M. le Dr Burcq, dans un travail récent, considère
le diabète comme une *névrose* comparable à la
chlorose ou à la chloro-anémie, et dit que l'emploi
des métaux *intùs et extrà* pourrait être donné avec
avantage. Nous insisterons plus loin sur cette idée
à propos du traitement.

L'affaiblissement nerveux général est tellement
apparent dans le diabète, que, avec la demi-
paralysie des centres organiques et viscéraux on
voit apparaître des symptômes de demi-asphyxie
par défaut de stimulation nerveuse des cellules
pulmonaires, ce qui se traduit par des taches
ecchymotiques, ressemblant à celles du scorbut,
qui surviennent subitement à la poitrine, aux
jambes, etc., et qui indiquent une stase veineuse
par atonie de la circulation et de l'hématose. C'est
aussi cette même cause qui produit la fétidité de

l'haleine, l'anthrax presque toujours mortel dans le diabète, et enfin la gangrène des orteils.

M. Peter a démontré récemment que, dans ce dernier cas, les fibres musculaires des artères chez les diabétiques sont paralysées par l'excès d'acide carbonique qui se trouve dans le sang ; que ces malades sont à moitié asphyxiés et qu'alors les artères, laissant passer le sang de leur cavité dans celles des capillaires, causent des hémorrhagies interstitielles.

Nous pourrions multiplier ces citations et signaler bon nombre de faits symptomatologiques dont fourmille le remarquable traité du diabète du Dr Lécorché ; nous n'avons pas l'intention de répéter ici tout ce que dit le savant professeur, car notre travail étant fait uniquement au point de vue thermal, nous avons hâte d'indiquer notre méthode de traitement par la médication hydro-minérale dans la station de Capvern.

Nous rappelons seulement, avant de commencer ce dernier chapitre, que dans un cas de diabète avec gangrène des orteils, cité par le Dr Magnin, de Bougival, en 1879, ce médecin a vu survenir des hémorrhagies nasale et buccale : le malade a été traité et guéri par des bains d'oxygène.

L'oxygène ! voilà donc le grand curateur de ces états morbides ! N'avons-nous donc pas raison de conseiller, à nos malades, l'air si puissamment oxygéné des montagnes et l'eau oxygénée de certaines sources révivifiantes comme celles dont nous nous occupons. Moyens précieux et bien simples que rien, nous en sommes convaincu, ne saurait remplacer dans le traitement de la glycosurie !

TRAITEMENT

Les médications employées contre le diabète sont aussi nombreuses que les causes supposées que les médecins attribuent à cette maladie. Quelques-uns ont considéré le diabète comme une maladie respiratoire, comme Dechambre et Reynoso ; ils ont prescrit des médications oxygénées : bains d'oxygène, inhalations d'oxygène, eau oxygénée, chlorate et permanganate de potasse par les voies digestives.

D'autres, envisageant le diabète comme une maladie cutanée, à cause de la sécheresse de la peau, et le considérant comme le résultat de la suppression de la sueur, et par suite de l'acidité du sang, ont donné les alcalins.

D'autres ne voyant qu'une maladie des reins, à cause de la polyurie, ont administré le cachou, le kina, les sels de plomb, le tannin, les astringents, la noix vomique, le seigle ergoté, la créosote et même l'acide salycilique qui aurait produit de bons résultats chez les diabétiques gras.

Une autre médication a été formulée dans ces derniers temps par Schulzen : elle consiste dans l'emploi de la glycérine, et aurait pour résultat de parer à l'inconvénient qui peut résulter du dédoublement du sucre. Schulzen le prescrit à la dose de 25 à 30 grammes par jour associés à cinq grammes d'acide tartrique dans un litre d'eau.

M. le professeur Lécorché, qui parle dans son *Traité* de toutes ces médications avec de grands détails, donne ainsi son appréciation sur leur valeur. « Si, en présence de cette multiplicité
» d'agents thérapeutiques que fournit la médecine
» dogmatique, on se demande quelle en est la
» valeur, on se trouve porté, connaissant la
» nature du diabète, à leur refuser toute efficacité.
» Malgré les assertions d'auteurs très compétents,
» ces agents thérapeutiques n'ont agi qu'en modi-
» fiant ces glycosuries si nombreuses, d'origines
» si diverses, qui souvent constituent la première
» étape du diabète. » (LÉCORCHÉ, *Traité du dia-bète*, 1877).

Mais si le diabète n'est qu'une conséquence de la glycosurie, si cette glycosurie provient de troubles gastrique, pancréatique, respiratoire ou de lésions cutanées, n'est-ce pas un immense avantage que de trouver une eau minérale et un air composés de telle façon, qu'ils soient propres à dissiper ces symptômes fâcheux le plus vite possible ?

Faire cesser une glycosurie, c'est déjà beaucoup, puisqu'elle peut un jour donner naissance au diabète vrai.

Mais que l'on emploie la médication alcaline ou la médication acide, la thérapeutique du diabète doit avoir pour but de vivifier le malade, de redonner au système nerveux ganglionnaire la force qu'il a perdue, et de rétablir toutes les fonctions languissantes, par l'amélioration de la fonction de respiration.

A Capvern, la base de notre traitement est l'air aidé par l'eau sulfatée calcique ; ces deux agents sont éminemment propres à s'attaquer à cette demi-paralysie pulmonaire et à rendre aux poumons la tonicité qui leur fait défaut.

Rien, à notre avis, n'est plus propice que le traitement par les eaux de Capvern, prises à Capvern même : les très nombreux diabétiques que nous voyons passer sous nos yeux se trouvent là dans des conditions physiques et physiologiques excellentes pour remonter leur organisme ; ils voient très rapidement leur état s'améliorer. Arrivant pâles, sans force, sans énergie, les urines

saturées de sucre, ils partent au bout d'un mois
de séjour, révivifiés, colorés, plus vigoureux, en
même temps que les analyses de leurs urines
révèlent une grande diminution, parfois la disparition complète du sucre.

Nous pourrions citer ici bon nombre d'observations. Ce serait trop long, et, en outre, elles se
ressemblent toutes. C'est toujours l'histoire d'un
malade, qui, venu d'une grande ville où il res-
pirait un air confiné, repart regaillardi après
avoir laissé son sucre dans la montagne, sous la
double influence de l'air et de l'eau minérale.

Pourquoi donc ce sucre se brûle-t-il alors dans
les poumons, et ne passe-t-il plus, ou bien moins,
par les reins ? Parce que le diabétique ou le
glycosurique aspire à pleins poumons, à Capvern,
l'air pur dont il était privé.

Quand un malade se présente à nous avec du
sucre dans les urines, nous recherchons avec soin
si la cause de sa maladie provient de sa manière
de vie habituelle, ou si elle tient à quelque modification pathologique d'un organe important, ou à
l'hérédité. Le malade vit-il dans une usine, au
milieu de vapeurs délétères ? Habite-t-il un appar-
tement bas, humide, peu ventilé, entouré de
mauvaises odeurs ? Reste-t-il trop souvent confiné
dans sa chambre ? Y brûle-t-il des parfums ?
Cette chambre est-elle habituellement trop chauffée

en hiver et surtout par un poële de fonte, ou un poële portatif, qui dégagent de l'oxyde de carbone ? S'éclaire-t-il au gaz ou au pétrole ? Fait-il du jour la nuit ? Va-t-il habituellement au café, au cercle, au spectacle et autres lieux où l'on respire pendant des heures entières un air plus propre à paralyser les cellules pulmonaires qu'à les tonifier ? Fume-t-il beaucoup ? Se livre-t-il à des excès de table ou autres qui le fatiguent et l'énervent ? A-t-il eu antérieurement quelque pneumonie, quelque pleurésie, ou quelque autre affection qui a laissé incomplet le jeu de l'ampliation pulmonaire ? Est-il sujet à l'asthme ? A-t-il des pleurodynies ou des rhumatismes pectoraux qui rendent douloureux ou incomplets les mouvements d'inspiration et d'expiration ?

Quand nous nous sommes assuré que ce ne sont pas ces diverses causes d'asphyxie partielle qui ont amené la glycosurie, nous passons à d'autres investigations.

Nous nous assurons si véritablement la cause du diabète réside dans la paralysie ou la diminution d'activité du système ganglionnaire, par *lésion du bulbe* ou de la moëlle ; s'il y a diminution d'action du pneumo-gastrique. Si cet affaiblissement provient d'une cause physique (coups et blessures sur le crâne) ou d'une cause morale (*chagrins*, *préoccupations*). Notre attention alors se porte sur le cervelet, sur le bulbe, sur l'encéphale et sur la moëlle épinière tout entière.

Tout cet examen détaillé, toutes ces questions au malade sont nécessaires pour que nous puissions lui mesurer l'air, l'eau, la nourriture et l'exercice qui lui seront favorables, ou le faire partir de Capvern si nous découvrions chez lui de la tuberculose, de la phthisie ou quelque complication pulmonaire ou organique grave.

Néanmoins, sauf quelques contre-indications, notre traitement consiste en ceci : Eau de la Hount-Caoute en boisson, à la dose de 5 à 6 verrées par jour, dont 4 à 5 le matin, et une le soir. Bains stimulants de la Hount-Caoute, alternant avec des douches tempérées, dans les premiers jours, froides et à jet brisé plus tard, suivant l'état du malade. Promenades fréquentes, avant et après les douches, en marchant lentement, et en montant légèrement, de façon à stationner, en se reposant, sur les points culminants d'où l'on embrasse une vue étendue et où l'apport des couches d'air est abondant et arrive de loin sans obstacles. Nourriture variée, à base de viande grillée, peu de farineux et de légumes ou fruits sucrés ; café sans sucre, point de liqueurs, seulement du rhum ou du cognac en petite quantité, comme boissons stimulantes respiratoires.

L'effet ordinaire de ce traitement au bout de peu

d'e temps est une excitation du système nerveux de la peau et des muqueuses, une sorte d'électrisation qui stimule les fonctions languissantes de tous les organes, et notamment celui de l'enveloppe cutanée dont le rôle physiologique, presque toujours incomplet chez le diabétique, redevient normal. Il est de règle, qu'au bout de 15 à 20 jours, nous constations une grande amélioration. L'appétit se réveille et devient régulier, la transpiration plus active et plus abondante; la sécrétion urinaire diminue, malgré l'action diurétique de l'eau ingérée; le pouls devient plus ample et moins fréquent, le sommeil plus réparateur et plus profond; l'assimilation meilleure.

Le malade s'aperçoit, à l'ampleur et à la profondeur des inspirations, de cette stimulation rapide de l'innervation générale pulmonaire, qui double la fonction hématosique, le rend moins essoufflé et le fait, dans les marches, résister davantage à la fatigue. En un mot, le diabétique se sent plus de force.

Presque toujours, au bout de cette période de dix à douze jours, nous faisons analyser les urines du malade, et nous faisons une comparaison avec l'urine de l'arrivée. Il y a, presque toujours, une grande diminution du sucre.

Le D‍r Ticier a observé, en 1875 et dans les années précédentes, des cas nombreux de diabète; il en a résumé neuf cas dont nous donnons le tableau synoptique :

Observations	DATE de L'AFFECTION	SUCRE à L'ARRIVÉE	DURÉE du TRAITEMENT	SUCRE au DÉPART
1re	3 ans	56 grammes	24 jours	0 grammes
2e	5 ans	17 —	17 —	traces
3e	1 an	10 —	20 —	2 grammes
4e	1 an	11 —	10 —	8 —
5e	1 an	33 —	10 —	28 —
6e	2 ans	68 —	16 —	36 —
7e	6 mois	48 —	20 —	18 —
8e	2 ans	75 —	19 —	58 —
9e	2 ans	89 —	22 —	41 —

On y voit deux cas où la disparition du sucre est totale, et dans les autres une notable diminution.

Parmi les cas que nous avons observés nous-même en 1879 et 1880, les résultats de la médication hydro-minérale ont été, à peu de chose près, semblables à ceux que le Dr Ticier a signalés.

Pour nous, ces résultats sont concluants, et ils nous permettent d'affirmer que le traitement du diabète par les eaux sulfatées calciques de Capvern produit des effets au moins analogues à ceux qu'a observés M. Durand-Fardel et qu'il a consignés dans un tableau des diabétiques traités à Vichy.

Nous croyons même ces effets plus certains et plus durables dans certaines formes de diabète que

ceux obtenus par les eaux carbo-sodiques de Carlsbad, de Vichy, de Vals, etc.

Soit par engouement et par mode, soit par des
théories exagérées, on s'est laissé entraîner par
l'usage des eaux alcalines et l'on en a abusé depuis
quelque temps.

Dans un article récent du *Dictionnaire de médecine
et de Chirurgie pratiques*, le savant et regretté
professeur Hirtz, de Strasbourg, s'appuyant sur un
travail de M. Griesingen, de Tubingen, affirme
« que le bicarbonate de soude n'a aucune influence
thérapeutique dans le traitement du diabète, et que
l'emploi des sels sodiques devient fatal pour le diabétique. »

Cette assertion est peut-être excessive; nous ne
pouvons nier que bien des cas de diabète, surtout
ceux que le Dr Lécorché nomme *azoturie glycosurique*, où il y a une grande acidité du sang, ne soient
modifiés favorablement par les alcalins, surtout
chez les diabétiques gras, mais encore faut-il associer les alcalins aux reconstituants, fer, arsenic,
quinquina, etc.

On est revenu aujourd'hui de l'engouement im-
porté dans l'école par les théories de MM. Bouchardat et Mialhe : ce dernier s'est rangé, il n'y a pas
longtemps, à la théorie de Claude-Bernard, et considère le diabète comme une névrose générale.

Mais dans la goutte chronique, dans la gravelle

établie depuis longtemps, dans le diabète avec amaigrissement, lorsque ces maladies ont amené l'anémie, est-il prudent d'administrer les alcalins à haute dose, comme on les prend forcément à Vichy ?

Que s'il faut absolument donner le bicarbonate de soude, ce soit avec parcimonie, à petites doses, mais il faut avoir soin encore de le bien diluer et de l'associer à une eau minérale ferrugineuse et arsénicale, tonique et reconstituante, comme l'eau de la Dominique de Vals, par exemple. Nous citons cette dernière source parce qu'elle n'est point carbonatée sodique, parce qu'elle est ferro-arsénicale et qu'elle se rapproche un peu de la composition de l'eau de la Hount-Caoute, qui contient aussi de l'arsenic et du fer.

Ces deux eaux n'offrent point le danger de provoquer chez les diabétiques des furoncles gangréneux ou des anthrax, comme nous l'avons vu chez une malade qui nous avait été envoyée de Toulouse, et qui avait été soumise trop longtemps à l'usage des alcalins et des eaux de Vichy. Cette médication trop prolongée avait amené, outre les anthrax, une anémie profonde et une infiltration générale avec anasarque : l'affaissement nerveux fut relevé en 40 jours par l'action des bains, des douches et de l'eau de Capvern, de promenades au grand air en voiture, d'une nourriture tonique et de vins généreux.

La malade vit l'infiltration et l'œdème disparaître complètement et elle put se promener à pied, ce qu'elle ne faisait plus depuis plusieurs mois.

M. le docteur Clermont a obtenu avec la seule source non alcaline qui se trouve à Vals, la Dominique, ferro-arsénicale, comme la Hount-Caoute, mais non sulfatée calcique quoique renfermant l'acide sulfurique en notable quantité, d'excellents résultats chez la plupart des diabétiques à qui elle a été administrée, surtout chez ceux dont le système nerveux était paralysé. « Cette eau, dit-il, ne
» guérit pas la paralysie complète, cas très rare
» dans le diabète, pas plus que la strychnine et les
» autres médicaments sthéniques, mais en obte-
» nant de meilleures digestions, en soutenant dans
» les nerfs encore vivants une certaine énergie né-
» cessaire aux actes d'assimilation, elle peut retar-
» der de quelques années le moment d'une termi-
» naison fatale. Mais si *la paralysie est incomplète*,
» cette eau devient toute puissante; elle excite les
» nerfs à la manière de l'électricité, leur redonne,
» s'ils ne sont pas paralysés, assez de vigueur pour
» permettre aux nerfs vasa-moteurs de redevenir
» les modérateurs de la circulation et d'empêcher
» une trop grande quantité de sang d'aborder la
» glande hépatique. »

Nous pouvons en tous points appliquer ces effets thérapeutiques à l'eau de la Hount-Caoute qui agit,

elle aussi, très rapidement dans l'obstruction, l'engorgement et la torpidité du foie, par son effet stimulant électrique sur les muqueuses et sur la peau.
L'action dynamique que produit le docteur Burcq
avec ses plaques métalliques, n'est-elle pas identi-
que à celle des douches tempérées de la Hount-
Caoute frappant vigoureusement sur la peau, et
excitant tout le système nerveux cutané, comme le
ferait une pile électrique, faible, il est vrai, mais à
effet continu ?

C'est surtout dans l'affection diabétique que le
médecin doit s'attacher à placer son malade dans
des conditions meilleures pour tout son organisme
affecté, que celles dans lesquelles il vit habituellement. Il faut que sa constitution soit refaite le plus
vite possible : or, pour refaire la constitution, faire
disparaître l'anémie, relever l'innervation générale,
il faut que les conditions de *milieu, d'activité inters-
titielle et sécrétoire* soient modifiées.

Les eaux sulfatées calciques de Capvern sont
éminemment susceptibles d'imprimer cette modification à l'organisme ; leur effet stimulant sur les
muqueuses et sur la peau est puissamment aidé par
le milieu aérien où se trouve plongé le diabétique
pendant son séjour près de la source thermale ; ce
dernier voit ses poumons se dilater et s'imprégner
d'un air fortement oxygéné, qu'on ne trouve pas
habituellement dans les milieux confinés des villes,

6

tels que cafés, salles de spectacles, cercles, bureaux
d'affaires, usines, magasins, ateliers où l'on est
obligé de séjourner. A Capvern, le malade quitte,
au moins pour quelque temps, toutes ces conditions
mauvaises de son milieu habituel, et il abandonne
momentanément tous ces foyers d'asphyxie lente
où se dégagent en trop grande quantité l'acide carbonique, l'oxyde de carbone, les gaz ammoniacaux
et sulfurés, au milieu de l'air respirable trop par-
cimonieusement ménagé. Comment s'étonner que
le sucre du sang fourni par le foie ne soit point
brûlé dans des poumons qui sont déjà gorgés d'un
sang noir et carbonique ? Comment s'étonner si les
ramifications nerveuses des cellules pulmonaires
se paralysent ? Quelle différence immense de conditions favorables pour le malade, quand il se
trouve tout-à-coup transporté à 500 mètres au-dessus du niveau de la mer, dans les montagnes, sur
des côteaux imprégnés d'émanations balsamiques
et aromatiques de bois, de fougères, de plantes
pyrénéennes, et surtout d'ozone ou d'oxygène élec-
trisé. Autour de Capvern, et dans un rayon qui
s'étend de Lourdes à Bagnères-de-Luchon, l'atmosphère a conservé, loin des agglomérations popu-
leuses, loin des usines et des industries d'ateliers,
toutes ses propriétés révivifiantes et toniques. L'action de l'air, le *pabulum vitœ* d'Hippocrate, est là
oute puissante. L'alimentation, si sévère pour le

diabétique, n'est plus alors qu'un fait secondaire,
car, dans cette station de Capvern, il peut se permettre bien des infractions au régime spécial et
rigoureux auquel il s'assujettissait ; il peut abandonner, pour quelque temps, ses viandes rôties et
sèches qui amènent l'urémie, son pain de gluten
qu'il peut remplacer par de la croûte de pain bien
cuit ; il peut absorber en petite quantité quelques
féculents qui seront alors décomposés et brûlés par
la respiration plus active, et ne se retrouveront pas
dans les urines à l'état de sucre. Il n'a pas besoin
de se soumettre au régime exclusif du lait, comme
on l'a tenté pour quelques diabétiques, ou à celui
de la glycérine à outrance, ou à d'autres régimes
sévères, comme la diète sèche, conseillée par le.
professeur Fonssagrives, et d'autres, préconisés par
les médecins allemands, anglais et italiens. Grâce
à l'air qu'il respire amplement et à l'eau tonique
qu'il boit, il vit là comme les autres.

Oui, la société, si ingénieuse à augmenter le con-
fort dans toutes choses, semble se mesurer avec
parcimonie l'air si nécessaire à la vie. Il semble
que, tournant le dos au bon sens, rompant avec
toutes les règles de l'hygiène, elle consente, de
gaieté de cœur, à s'asphyxier doucement, à étioler
les populations des villes. Quelle est la cause de la
paralysie générale progressive, qui devient si fréquente de nos jours, sinon l'usure et la fatigue ner-

veuses, amenées par l'excès de travail et de plaisirs,
la précipitation de l'existence, et la recherche de
toutes les jouissances matérielles et intellectuelles,
le tout pris dans une atmosphère insuffisamment
tonique ? Comment veut-on que l'assimilation se
fasse, si la respiration manque ou s'affaiblit ? Le
Dr Fonssagrives ne prouve-t-il pas, dans son remarquable *Traité d'hygiène*, qu'un morceau de pain
mangé dans un bon air, s'assimile mieux qu'un
morceau de filet de bœuf dans une chambre fermée ? Il suffit de lire sur ce sujet les considérations
saisissantes de l'éminent aliéniste, M. Legrand du
Saulle, pour être édifié sur le danger de nos habitudes sociales funestes, et sur les causes de ces divers
états nerveux maladifs qui engendrent le diabète.

Nous croyons que les diabétiques et les glycosuriques tireraient grand profit d'un séjour à
Capvern, en habitant vingt à vingt-cinq jours sur
les hauteurs qui dominent ses ravins.

Si nous avions quelque influence sur la Com-
pagnie qui administre les thermes, nous lui
conseillerions de bâtir sur un des côteaux les plus
élevés, et assez loin de l'établissement, en face
d'une perspective montagneuse étendue, un châlet
ou hôtel des diabétiques, où l'on réunirait tous les
jeux propres à développer le système musculaire
et à augmenter la respiration : jeux de boules,
jeux de quilles, jeux de tonneau, haltères, salle

d'escrime, salle de billard bien ouverte, où il serait interdit de fumer, et qui serait fermée à la tombée de la nuit, pour qu'on n'y séjournât point le soir dans un éclairage au gaz ou au pétrole. On ne s'imagine pas la quantité considérable d'oxygène qui est soutirée à l'air ambiant pour la combustion de la flamme vive, fatigante pour la vue, et à odeur désagréable du pétrole, du schiste, etc., et autres produits malsains importés d'Amérique à notre détriment.

Cette situation élevée pour les logements des diabétiques serait bien préférable à celle des petites maisons étroites ou des hôtels pleins de baigneurs, qui sont situés dans le bas du ravin principal, au voisinage de la buvette, où l'accumulation de la chaleur solaire est trop grande pendant le jour, où les émanations de la houille qui chauffe les chaudières, etc., les respirations de la foule des buveurs trop entassés raréfient l'air ambiant.

Les Anglais, avec leur sens pratique, redoutant les effets désastreux de l'hypérémie du foie, dans l'Inde, ont compris ce danger de l'habitation prolongée dans les lieux bas, et au milieu de l'agglomération des grandes villes, comme Calcutta, Bombay, etc.

Aussi commencent-ils à créer dans l'Himalaya, à des hauteurs variées, un certain nombre d'établissements qu'ils nomment *Stations aériennes*, et qui sont parfois posées dans la montagne à une altitude de 2,000 mètres. Ils trouvent là le bénéfice d'une régénération pulmonaire pendant la saison torride.

Sans imiter complètement les Anglais, nous voudrions voir créer dans nos montagnes quelques hôtels ou habitations de plaisance, où les gens fatigués, anémiques, diabétiques et autres qui habitent ordinairement dans des conditions d'aération défectueuse, viendraient annuellement stationner et se révivifier. On en écarterait bien entendu tous ceux qui offriraient le moindre signe d'une affection de poitrine quelconque, d'une maladie du cœur, etc. Il serait à désirer que les diabétiques des grandes villes, Paris, Lyon, Marseille, Bordeaux, etc., eussent l'idée de provoquer de semblables créations, dans les Pyrénées, les Alpes, les Cévennes ou les Vosges, au voisinage immédiat des sources, qui, comme celles de Capvern, sont toniques et résolutives, de manière à combiner la cure par l'air avec la cure par l'eau, à réunir, en un mot, *l'hydrothérapie à l'aérothérapie.*

Qu'on nous pardonne cette prolixité et toutes ces répétitions : mais nous sommes convaincu que l'on doit signaler le péril et tenir en garde notre génération contre l'action atonique et paralysante

des conditions hygiéniques engendrées par nos
mœurs actuelles.

A une époque où les habitants des campagnes
amenés par la multiplicité, des voies ferrées,
viennent grossir et encombrer la population des
villes, l'air et l'eau doivent entrer plus abondam-
ment dans l'hygiène de la nation, et les classes
riches ou aisées qui pratiquent la haute vie,
devraient comprendre que les repas succulents,
les grands vins, bus sans eau, l'excès de toutes les
jouissances prises dans l'air confiné, etc., engendrent la diathèse urique, la goutte et le diabète
qui est le produit d'un affaiblissement du système
nerveux de la vie végétative, amenant le dépéris-
sement lent et fatal de l'individu.

Un diabétique doit se lever de bonne heure, pour
respirer l'air du matin, se coucher de bonne heure
pour ne pas respirer l'air du soir chargé des miasmes
de la journée et de l'acide carbonique expiré par
l'animalité pendant le jour et par la végétalité, la
nuit. Il ne doit pas se renfermer des heures
entières dans des salles de théâtres, de concerts,
de cercles, de cafés ; il ne doit ni respirer la fumée
des autres ni fumer lui-même : la nicotine ajoute
ses actions paralysantes à toutes les autres ; il doit
faire des promenades fréquentes, à pied, s'il le
peut ; en voiture si ses forces le trahissent ; des
exercices de bras et de jambes de manière à fixer

sur les muscles une partie du sucre non comburé
par les poumons ; éviter l'absinthe qui est ancé-
phalique et paralysante, et amène aux dyspepsies
en stupéfiant le système nerveux ganglionnaire ;
.être sobre de plaisirs vénériens, et venir deux fois
par an, dans la région montagneuse où il trouvera
l'eau qui tonifiera son système digestif en rétablis-
sant les fonctions de la peau, et l'air que régéné-
rera ses poumons et son sang.

Nous lui conseillons enfin le traitement complet
hydro-minéral de Capvern.

Notre but en faisant ce petit travail, qui n'a,
nous le répétons, aucune prétention scientifique,
a été de démontrer l'excellence des eaux sulfatées
calciques dans la cure d'un certain nombre d'affections qui se rattachent à la grande diathèse
urique : la profonde et favorable modification que
ces eaux impriment aux organismes débilités par
la chronicité de ces maladies, et leur très grande
supériorité sur les eaux alcalines dans bon
nombre d'états pathologiques.

La constitution générale de la race française
s'est modifiée depuis quelque temps ; nos pères
étaient plus robustes, plus musclés, plus sanguins:
les tempéraments étaient moins nerveux, moins
impressionnables ; les cerveaux, comme l'a démontré Broca, moins développés. La médecine

pouvait être alors antiphlogistique ; la saignée et les purgations pouvaient être employées sans inconvénient.

Les théories doctrinales ont fait abuser de ces moyens ; les médecins sous l'instigation d'hommes éminents, il est vrai, mais trop exclusifs, ont contribué, avec l'efféminement des mœurs, à rendre notre génération anémique. Puis, le développement de l'instruction, la culture de l'intellect, celle des beaux-arts, peinture, musique, littérature, théâtre, ont dirigé, vers le système nerveux, des forces vitales qui se jetaient avec plus d'impétuosité qu'aujourd'hui sur les organes des systèmes sanguin et musculaire.

Avec l'aide de l'augmentation de la richesse publique sont survenus l'amour du confortable et l'excès des plaisirs. Les affections névrosthéniques ont apparu avec plus de fréquence dans le cadre nosologique : paralysie, névroses, névralgies, folie, manie du suicide, etc., et autres états morbides où le système nerveux seul est en jeu, se sont substitués aux affections aigües inflammatoires ; il a fallu abandonner la médecine antiphlogistique, car l'anémie se prononçait de plus en plus.

La médecine de l'avenir est donc vers l'électricité, seule susceptible de combattre l'usure, nerveuse prématurée de notre génération.

7

Les eaux minérales reconstituantes et l'air vivifiant des montagnes d'où elles sourdent, sont des sources d'électricité ; ces agents de reconstitution sont indiqués impérieusement à beaucoup de ces constitutions maladives, faibles et languissantes, victimes, la plupart du temps, des vices de notre organisation sociale et de nos mœurs.

Les Romains du Bas-Empire, à l'époque de décadence où ils étaient arrivés par le luxe et la mollesse, allaient demander aux eaux thermales et au séjour des montagnes la vigueur qui leur échappait. Ils avaient couvert la Gaule d'établissements dont on voit encore les vestiges dans nos Alpes et nos Pyrénées. Nous ferons bien de les imiter.

Heureusement que l'augmentation de toutes nos voies ferrées, a pu, en appelant le développement de nos stations thermales, faciliter aux malades éloignés les moyens d'aller chercher à peu de frais la guérison ou l'amélioration par les ressources hydro-minérales.

Ces moyens d'action peuvent être d'un grand secours aux médecins pour la cure des maladies chroniques et névralgiques. Le coup de fouet imprimé à des organismes qui ont besoin d'excitation, d'une part ; le calme nerveux obtenu par la régularisation de l'action nerveuse, d'autre part, seront un auxiliaire précieux pour l'homme de l'art, qui pourra plus tard reprendre chez ses malades tonifiés une médication générale ou spécifique, avec plus de succès qu'il n'en avait eu jusqu'alors ; il pourra leur rendre plus sûrement le calme, la santé, la vie.

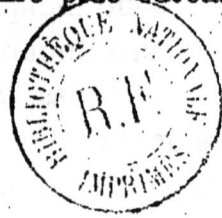

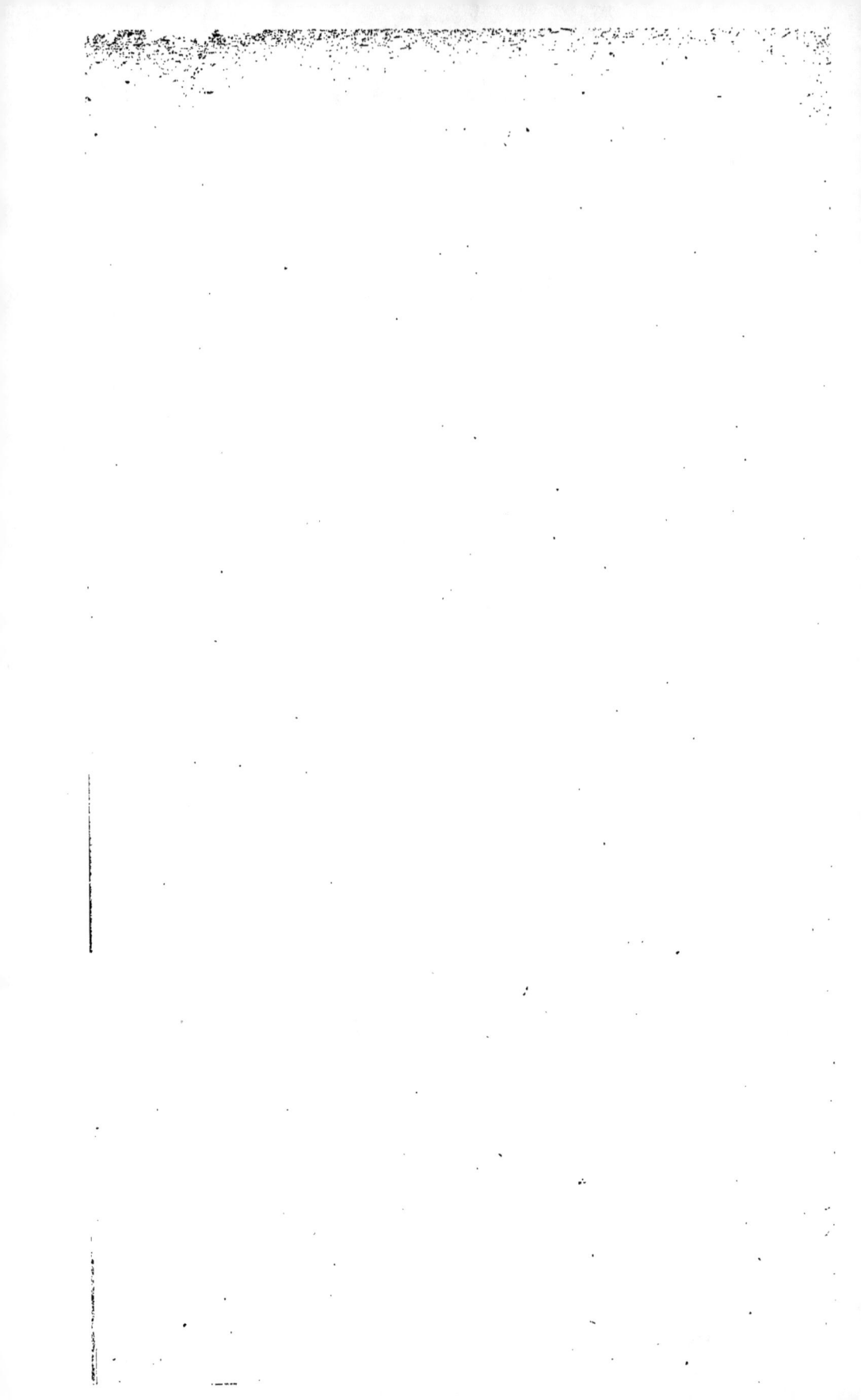

www.ingramcontent.com/pod-product-compliance
Lightning Source LLC
Chambersburg PA
CBHW050553210326
41521CB00008B/957